新编中医临床学科丛书

总主编 秦国政

中医传染病学

主编 刘清泉

科学出版社

北京

内 容 简 介

《中医传染病学》是"新编中医临床学科丛书"的分册之一,是为了整理继承古代的医疗经验,指导提高现代中医对传染病的治疗水平而编著。全书分为总论篇、证候篇、疾病篇三个部分。总论篇就中医传染病学的源流和中医对传染病病因、病机、发病、辨治、预防的认识等进行了简要的论述;证候篇对传染病中最常见的证候进行了论述,每一证候包含病机、理法方药等内容;疾病篇对现在常见的一些传染病进行了论述,病名采用公认的传染病病名,每一病包含概述、诊断与鉴别诊断、核心病机、辨证论治、预后五个部分。本书简明实用对于中医传染病具有较强的指导意义。

本书适用于广大中医药临床、科研工作者及中医药和传统文化爱好者参考阅读。

图书在版编目(CIP)数据

中医传染病学 / 刘清泉主编 . —北京:科学出版社 , 2017.6

(新编中医临床学科丛书)

ISBN 978-7-03-053689-1

Ⅰ.①中… Ⅱ.①刘… Ⅲ.①传染病－中医治疗法 Ⅳ.R259.1

中国版本图书馆CIP数据核字(2017)第137657号

责任编辑:曹丽英 王 鑫 / 责任校对:郑金红
责任印制:赵 博 / 封面设计:北京图阅盛世文化传媒有限公司

科学出版社 出版

北京东黄城根北街 16 号
邮政编码:100717
http://www.sciencep.com

北京厚诚则铭印刷科技有限公司印刷
科学出版社发行 各地新华书店经销

*

2017年6月第 一 版 开本:720×1000 1/16
2025年2月第二次印刷 印张:9
字数:210 000

定价:39.80元

(如有印装质量问题,我社负责调换)

新编中医临床学科丛书
编 委 会

总前言

随着疾病谱的不断变化和医学知识及实践经验的不断积累与增加，医学分科越来越细，专科研究越来越精深。当人类对各类疾病发病学的认知和诊断治疗掌握了一定的规律时，便逐步地将其分门别类来加以研究。人类对疾病的知识掌握得越多，分科也就越细。这不仅是医疗实践和临床医学专科建设的需要，也是医学分科发展之必然。就中医学的发展而言，早期对疾病的治疗是不分科的。从我国周代将中医学分为食医、疾医、疡医等科后，中医学的分科代有发展，目前已经形成科别较全的中医临床体系，如内、外、妇、儿、眼、耳、口、鼻、正骨、皮肤等科，为不同疾病的患者提供了专科诊治方案，诸多学者也对各科疾病进行专门研究，传世之著甚丰。

为顺应中医学分科发展形势的需要和民众对中医诊疗的不同需求，国家中医药管理局于 2009 年组织专家委员会认真研究后公布了中医药学科建设规划指导目录，该目录将中医药学分为中医基础医学、中医临床医学、针灸推拿学、中药学、民族医学、中西医结合共 6 个一级学科，其中的中医临床医学共设有中医内科学、中医外科学、中医骨伤科学、中医妇科学、中医男科学、中医儿科学、中医眼科学、中医耳鼻咽喉科学、中医急诊学、中医养生学、中医康复学、中医老年医学、中医护理学、中医全科医学共 14 个二级学科，同时在以上学科外还设有中医络病学、中医药信息学、中医药工程学、中医心理学、中医传染病学、中医预防医学、中医文化学等 7 个二级培育学科。在以上二级学科中，又将中医内科学分为中医心病学、中医肝胆病学、中医脾胃病学、中医肺病学、中医肾病学、中医脑病学、中医痹病学、中医内分泌病学、中医肿瘤病学、中医血液病学 10 个三级学科，在中医外科学下又设有中医皮肤病学、中医肛肠病学、中医疮疡病学 3 个三级学科。一级学科针灸推拿学分为针灸学、推拿学 2 个二级学科。自该学科目录公布后，国家组织在全国范围内开展了重点学科建设工作并取得了良好成效，但至今尚未见有以该目录为基础编著的系列丛书。

为系统总结各类疾病的研究成果和诊疗经验,加强中医专科建设,提高中医专科学术水平和临床诊疗能力,以云南省中医医院暨云南中医学院第一附属医院专家为主,并邀请北京中医药大学东直门医院和北京中医药大学第三附属医院、北京市中医医院、江苏省中医医院等医院的专家参与,共同编写了这套《新编中医临床学科丛书》。丛书以国家中医药管理局公布的"中医药学科建设规划指导目录"为基础,以中医临床医学二级、三级学科名称为体系,稍做调整后确定编写分册的目录。虽然针灸学、推拿学和中医传染病学在学科目录中分别分属于针灸推拿学一级学科和二级培育学科,但这三个专科均是目前中医医疗机构常设的临床专科,因此也列入该丛书编写目录一并编写。该丛书计有中医心病学、中医肝胆病学、中医脾胃病学、中医肺病学、中医肾病学、中医脑病学、中医风湿病学、中医内分泌代谢病学、中医肿瘤病学、中医血液病学、中医皮肤病学、中医肛肠病学、中医疮疡病学、中医骨伤科学、中医妇科学、中医男科学、中医儿科学、中医眼科学、中医耳鼻咽喉科学、中医急诊学、中医养生学、中医康复学、中医老年病学、中医临床护理学、中医全科医学、中医传染病学、针灸学、推拿学共 28 个分册。

丛书各分册分总论和各论进行编写。原则上总论部分包括学科概念与研究范畴、学科学术发展源流、现代研究进展、对脏腑生理的认识、病因病机、诊法与检查、辨病与辨证、治则与治法、药物与方剂、保健与护理等内容;各论部分包括各科常见证候和疾病论治的内容,常见疾病论治从概念、病因病机、辨病、类病辨别、中医论治、西医治疗、预防调护、疗效判定标准等方面加以介绍。中医养生学、中医康复学、中医全科医学、中医传染病学、针灸学、推拿学等分册,则按专科特点与规律进行编写。丛书的编写,强调学术性和临床适用性并举、突出中医特色的同时兼顾西医内容,以期更好地适用于初、中级中医临床、教学工作者和在校中医类各专业本科生、研究生。

由于该丛书的编写与出版是首次尝试,为保证质量,编委会成员作了很大努力,有的书稿从编写初稿到分册主编、学术秘书、总主编审稿等环节,反复修改达 15 次。尽管如此,不足之处在所难免,诚望读者提出宝贵修改建议,以便再版时予以修正和提高。

该丛书从策划选题到编写、出版,得到了科学出版社中医药分社社长曹丽英博士和分社各位责任编辑的指导,得到各位编委的大力支持,在此一并表示衷心的感谢!

秦国政

2017 年 3 月于昆明

前言

传染病对于人类的威胁从未停止过，中医在古代与传染病的斗争中积累了丰富的经验。新编中医临床学科丛书《中医传染病学》是为了整理继承古代的医疗经验，指导提高现代中医对传染病的治疗水平而编著。

全书分为总论篇、证候篇、疾病篇三个部分。总论篇就中医传染病学的源流和中医对传染病病因、病机、发病、辨治、预防的认识等进行了简要的论述；证候篇对发热伴咳嗽、发热伴头痛、发热伴斑疹等传染病中最常见的症候进行了论述，每一证候包含病机、理法方药等内容；疾病篇对现在常见的一些传染病进行了论述，病名采用公认的传染病病名，每一病包含概述、诊断与鉴别诊断、核心病机、辨证论治、预后五个部分。

本书对中医尚缺乏治疗经验的疾病，中医部分如实保持缺如，有待以后进一步完善；对中医治疗经验有限的疾病如埃博拉出血热，仅根据现有的报道和国家卫生行政部分颁布的中西医专家共识，进行了编写。本书编委会尽力将本书编写得简明实用，但限于学识，疏漏之处在所难免，希望得到广大读者的宝贵意见。

《中医传染病学》编委会

2017 年 2 月 10 日

目录

疾　病　篇

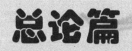

总论篇

第一章

中医传染病学概述

　　传染病，是由某种特殊病原体（如病毒、细菌等）引起，具有传染性的一类疾病。传染病在中医学中称作疫病、疠、瘟疫、疾疫、温疫等，属于温疫、伤寒、温病、热病范畴。历史上，由于瘟疫传染病的不断发生和流行，中医学在反复医疗实践和学术争鸣中不断认识其病源。

　　中医将外感病分为两大类，一为伤寒；一为温病。对于这两种病，中医在很早之前就有了认识。从现存的中医经典看，《黄帝内经》《难经》就有伤寒和温病的说法。但当时，中医对伤寒这类外感病认识较深，而对温病这类外感病认识不足。例如，《黄帝内经》《难经》以至《伤寒杂病论》都对温病有论述但没有治法。

　　中医对温病的认识是逐步加深的。自隋代巢元方、唐代孙思邈、金元四大家之一刘完素、元代王履起，对温病开始有些零散的认识和治法，至宋代郭白云、袁班，再至明代吴又可（《温疫论》），清代叶天士（《外感温热篇》）、吴鞠通（《温病条辨》）逐步形成了完整的温病理论体系和治法。而郭白云以后对温病有贡献的诸医家均生活在江浙一带，充分体现了北地多伤寒、多阳虚；南方多温病、多阴虚这一地域规律。由上可知，中医对温病（"温者，瘟也"）的认识过程漫长而艰难。至晚清及民国时期，中医开始强调"瘟疫"，认为瘟疫与伤寒、温病同是外感病，病因"时行不正之气"、发病与人体正气强弱有关；认为瘟疫的病源异于伤寒、温病，另有一类特殊病源"异气""病气""尸气"；认为瘟疫有特殊病原体，传入人体主要的门户口鼻，并特异性侵入有关组织器官。《寓意草》载"四时有不正之气，感之而致病者，初不名为疫也，因病致死，病气、尸气，混合不正之气，斯为疫矣。一室连床，沿门阖境，共酿之气，尸虫载道，必然之势"。《医学心悟·论疫》载"疫之症，来路两条，有在天者，有在人者。非其时而有其气，自人受之，或为大头天行之类，斯在天之疫也；若夫一人之病，染及一室，一室之病，染及一乡，一乡之病，染及合邑，此乃病气、秽气相传染，其气息俱从口鼻而入，乃在人之疫以气相感，与天无涉"，指出瘟疫有其特殊病源和传播途径。

　　中医很早就有对动物传染源的认识和防治措施，《金匮要略·禽兽鱼虫禁忌并治》中"六畜自死,皆疫死,则有毒,不可食之","狸肉漏脯等毒,果子落地经宿,虫蚁食之者,人大忌食之"指出病畜及被污染物品不能食用,重视食品卫生。对切断传播途径也有认识,《本草纲目》中"天行瘟疫,取初病人衣服,于甑上蒸过,则一家不染",已采取蒸气高温方法灭菌防疫。对易感人群的防疫措施也有记载,《景岳全书》中"夏秋新凉之交,或疾风暴雨,或乍寒乍热之时,善养身者,外而衣被,内而口腹,宜增则增,宜节则节,略为加意",重视个人防护,预防疾病。预防接种的创始与应用在《寓意草》中有记载,记"种痘医案数例"的"人工种痘"法,《张氏医通》载"种痘说",有"痘衣法、痘浆法、旱苗法、水苗法"四法;《种痘新书》已记"种痘八九千人"。现公认,这种人工种痘,虽在安全度上存在一定问题,但这一创举,启示了后人将它改造为"牛痘"接种法全球施用,人类终于在 1977 年根除天花。这也为人类提供了彻底根除某一种严重传染病的成功范例。

对传染病的治疗,中医也积累了丰富的经验。

(1)针对同是传染性热病理论的瘟疫、伤寒、温病,采取辨证施治方法。传染病的种类很多,但具有其共同临床特点,即病原体在受传染的人体繁殖过程中,从一个阶段进展到另一阶段呈规律性。每一个传染病从发生、发展以至恢复,一般可以分为潜伏期、前驱期、发病期、恢复期等几个阶段,可采取相应的治疗措施。中医学认为传染病的发生、发展过程,与外邪侵犯人体由体表入里,或由口鼻入内自上而下,由浅表深入内脏的病变过程,有同样类似相应"分期"和治疗方法。如《伤寒论》将"外感热病"立"六经病脉证并治"六期分证;《温热论》分"卫气营血"四期辨证;《温病条辨》划"上中下三焦辨证"三期分证。每个证期都有其主因、主症、参考方药。三者分类方法之间,并存在着交叉联系,理、法、方、药相一致。如以传染病发病期中"稽留热",在中医六经辨证中属于"阳明病"、在卫气营血辨证中属于"气分证"、在三焦辨证中属于"中焦病证",临床表现为"但热不寒,壮热","里实热证"。治疗法则宗《黄帝内经》"热者寒之",选择白虎汤为参考方药进行治疗。至于传染病的发生与发展,常以不同类型出现,如轻型、重型、再感染、重复感染、再燃复发等。在中医学里分别称为"合病、并病、顺传、逆传、食复、劳复"等。

(2)针对瘟疫、伤寒、温病的病因微有不同,采取"辨病"和"特效"专病、专方、专药治疗。中医药在防治传染病过程中,已积累出一定数量行之有效、可重复性的"专方专药"。如《伤寒论》中的茵陈蒿汤治"阳黄",葛根黄芩黄连汤治"热利",白头翁汤治"湿热痢",现分别用于病毒性肝炎、痢疾等肠道传染病,疗效确切。又如,《摄生众妙方》荆防败毒散、《温病条辨》银翘散,治疗上呼吸道感染、流感、发疹性传染病等有效。《东垣试效方》普济消毒饮治疗急性腮腺炎、丹毒、猩红热等病毒、细菌感染疾病有效。

(3)中医药适宜技术的应用。自古以来,中医药适宜技术同样在防治传染病中发挥了积极的作用。如在《伤寒论》六经辨证的 397 法中,论述针灸疗法的有 33 法;又如《霍乱论·治法》篇除了应用内服药治疗传染病外,常采用"通关散吹入鼻中取嚏"

开窍急救；以及"刮痧、淬法、刺法、熨灸、敷贴、榻洗"等适宜技术治疗瘟疫传染病。

目前，新传染病防治法已公布，其中明确指出"国家发展现代医学和中医药等传统医学，支持和鼓励开展传染病防治的科学研究，提高传染病防治的科学技术水平"，同样对中医药医、教、研工作者提出了新的要求。因此，我们不能停留在中医药防治传染病"古已有之""经验丰富"，而要研究新情况，要在继承传统学术基础上，应有所创新发挥，做出新贡献。如重新认识"邪正相争"疾病发生、发展变化及其转变规律；研究"皮毛、腠理、气血津液"与"人体非特异性、特异性免疫防卫系统"免疫原理；研究运用中医药方法（包括针灸等）防治某些病毒性疾病、获得性免疫缺陷综合征（以下简称艾滋病，AIDS），等等。

第二章

中医传染病学的发展源流

在中医学历史上，几乎每次外感病治疗体系的转变，都伴随着大规模疫病的发生，张仲景在《伤寒杂病论·序》中说："余宗族素多，向余二百，建安纪年以来，犹未十稔（年），其死亡者三分有二，伤寒十居其七。"这足以说明造成人民大量死亡惨景的原因是由于疫疾的流行，仲景对建安疫病证治进行了理论总结，完成了《伤寒杂病论》这一经典巨著。吴又可同样生活于疫病流行最猖獗的年代，当时医家墨守伤寒法治疗瘟疫，非但无效，反而引起不良后果，因此才创立膜原学说，发展了疫病证治。同样，明清时期传染病的盛行促进了温病学发展。因此，可以说外感病学说如伤寒六经、温病卫气营血、三焦辨证是在与疫病斗争中建立起来的，成为经典辨证体系，是推动中医学发展的主要因素。

作为中医理论的发展源头，《黄帝内经》奠定了中医诊治传染病的基础。《素问·热论》中说："今夫热病者，皆伤寒之类也"，"人之伤于寒也，则为病热"，"凡病伤寒而成温者，先夏至日者，为病温，后夏至日者，为病暑。"《素问·阴阳应象大论》中说："冬伤于寒，春必温病"，提出了热病、温病、暑病的概念，后两者都属于热病，热病原因为伤于寒邪，伤于寒而病热。《素问·水热穴论》提到"夫寒盛则生热也"，说明感于寒邪，其发病病机为热，寒邪从阳化热。

《伤寒论》是第一部辨证论治专著，是张仲景在对建安大疫的诊治基础上整理而成，此时张仲景将这种疫病称作伤寒，是因为在《黄帝内经》中，提出热病都是伤于寒所致，强调病因之寒，在《难经》中，将伤寒当作为病名，并将温病、热病统归于伤寒名下，并提出"伤寒有五"，即有中风，有伤寒，有湿温，有热病，有温病，广义伤寒概念由此诞生。仲景延续了前人的称谓，将热病统称为伤寒，意在强调寒邪致病的广泛性和严重性。《伤寒论》用六经病的传变形式深刻揭示了疾病发生发展规律，认为寒邪自皮肤而入，按太阳病、阳明病、少阳病、太阴病、少阴病、厥阴病六经传变。但是，伤寒六经辨证并不是包罗所有外感热病特点的体系，后世辛凉解表法完善了解表方法，温病学说对血证、阴虚证的补充，弥补了它的不足。

温病学说形成与繁荣在明清时期，这一时期，经济繁荣，人口增加，商业发达，因此由人口密度、流动性带来的一些传染病时有发生，在临床中，一些医家根据临床经验创立了自己的学说，极大丰富了传染病理论。温病理论应用于近现代传染病治疗中，疗效显著。温病的概念在此时，已经与仲景时有所不同，叶天士在《温热论》中指出"温邪上受，首先犯肺，逆传心包"。吴鞠通也强调温病为"罹温邪"而为病，故"温病者，有风温，有温热，有温疫，有温毒，有暑温，有湿温，有秋燥，有冬温，有温疟"，发病类型与仲景时代所指冬感于寒至春而发的温病不同，而是新感温邪，概念也扩大到九种，也即是常称的广义温病。叶天士在《温热论》中说："温邪上受，首先犯肺，逆传心包，肺主气属卫，心主血属营"，就说明了卫气营血辨证是与肺和心包密切相关的。肺主一身之气，开窍于鼻，外合皮毛，与卫相通，故温邪从口鼻而入，先见肺卫症状。心主一身之血，营行脉中，而心包为心之包络，代心受邪，故邪气入营，易逆传心包。病情较重。在传变上，除了按照常规顺序，还有由里达表，从营分透热转气，出于气分，反映了正气较盛，预后较好。此外卫气同病、气营两燔、卫营卫血同病等反映了传变的复杂性，在传染病的发展过程中也很常见。

吴鞠通（《温病条辨》）创立了三焦辨证体系，认为病程传变由浅入深，可分为三个层次，即上焦与心肺、中焦与脾胃、下焦与肝肾。他认为，"温病由口鼻而入，鼻气通于肺，口气通于胃，肺病逆传则为心包，上焦病不治，则传中焦，胃与脾也，中焦不治，即传下焦，肝与肾也。始上焦，终下焦，温病以手经为主"，又确立了"治上焦如羽，非轻不举；治中焦如衡，非平不安；治下焦如权，非重不沉"的三焦温病治疗原则。

时至近现代，应用传统辨证理论并中西医结合治疗流行性脑脊髓膜炎、麻疹、流行性出血热、流行性感冒（简称流感）、钩端螺旋体病、登革热、流行性腮腺炎、白喉、肠伤寒、疟疾、痢疾、结核、急性胆囊炎、肺炎等，都取得了满意的疗效，特别是 20 世纪 50 年代流行性乙型脑炎（乙脑）暴发，2003 年严重急性呼吸综合征（SARS）暴发，运用中医药治疗发挥了积极作用。

第三章

中医对传染病的病因认识

病因，即导致疾病发生的原因。中医古代无"传染病"一词，现代医学的传染病，在中医里多被称为"疫""瘟疫""温疫"等，属于中医外感病的范畴。

《黄帝内经》对外感病的病因提出了阴阳分类法，"邪之伤人，或生于阴，或生于阳。其生于阳者，得之风雨寒暑；其生于阴者，得之饮食居处，阴阳喜怒"（《素问·调经论》）。《难经·四十九难》提出了五邪致病之说，"有中风，有伤暑，有饮食劳倦，有伤寒，有中湿。此之谓五邪"；张仲景提出了"千般疢难，不越三条：一者，经络受邪，入脏腑，为内所因也；二者四肢九窍，血脉相传，壅塞不通，为外皮肤所中也；三者，房室、金刃、虫兽所伤"的病因分类法；陈无择在《三因极一病证方论》中提出了"三因致病学说"，即六淫疫疠之邪侵犯是为外因，七情内伤是为内因，饮食劳倦、虫兽金刃所伤是为不内外因。

中医对传染病有较为系统、较为深入的认识是在明清时期，明代吴又可提出"疬气"学说，并认为瘟疫多从"口鼻而入"；叶天士在《温热论》中强调"温邪上受"；薛生白在《温热经纬》中则明确指出湿温病的病因是"湿热之邪"，并提出湿热之邪主要也是从口鼻而入。此后其他温病学者逐渐认识到，呼吸道传染病是由"呼吸之间，外邪因而乘之"引起；霍乱、痢疾等肠道传染病是由于食用不洁或腐败食物所致；皮肤传染病是通过接触感染"虫毒""风邪"所致。进一步完善了中医疫病学的内容。以上是中医传染病的病因分类之发展历程及分类，基于传染病病因特点我们做如下分类：外因（疫毒、六淫）、内因（饮食劳倦）、不内外因（外伤）。

一、外因

外因一般是指疾病发生的外部因素，与内因相对应。外因可以独立致病，也可以通过诱发内因而致病，在传染病的发病中这两种情况都可以出现。外因包括疫毒、六淫。

1. 疫毒

中医认为传染病的病原是一种看不到的物质，即"疫毒"，又称为"杂气""时气""乖戾之气"。1000多年前，巢元方提出"伤寒之病，但人有自触冒寒毒之气生病者，此则不染着他人。若因岁时不和，温凉失节，人感乖戾之气而发病者，此则多相染易，故须预服药及为法术以预防之"，认为传染病为"乖戾之气"所致。吴又可在《温疫论》首篇中就提出了"夫瘟疫之为病，非风、非寒、非暑、非湿，乃天地间别有一种异气所感"，认为传染病的发病是一种肉眼看不到、鼻子嗅不着、耳朵听不见的物质，即"戾气"所感。疫毒可通过多种形式传播，如空气传播、饮食传播、皮肤接触传播、蚊虫叮咬传播等。疫毒致病多发病急骤，病情凶险，且传染性极强，易于大规模流行。不同疫疠侵袭人体可导致不同的疾病，如流感、流行性腮腺炎、猩红热、霍乱、鼠疫、病毒性肝炎、流行性脑脊髓膜炎、艾滋病、SARS、甲型H1N1流感、中东呼吸综合征等。

2. 六淫

六淫是风、寒、暑、湿、燥、火六种外感邪气的总称。与六气相对应，六气是自然界正常存在的气候变化。当气候发生异常变化，超出了机体正常的适应能力时，六气就变成了致病邪气，称为"六淫"。六淫本身不具有传染性，但六淫与传染病的流行和发病有密切关系，是传染病暴发流行的重要外因。

风寒之邪最易导致流感暴发，如冬春季之交的各型禽流感、人流感病毒导致的感冒流行等；暑热之邪鸱张，最易导致乙脑、登革热等疫病暴发流行；暑湿之邪亢盛，易导致手足口病、霍乱等疫病的暴发流行；燥邪当令，易导致白喉等疫病的暴发流行。

二、内因

中医学的内因包含饮食劳倦、七情内伤、内伤基础等，在传染病中饮食劳倦和内伤基础的重要性更为突出，以下重点论述。

1. 饮食劳倦

饮食劳倦对于传染病的发病和复发有显著的影响，《黄帝内经》记载"病热少愈，食肉则复，多食则遗"，此即为饮食对于传染病预后的影响的较早论述。张仲景在《伤寒论》中有"辨阴阳易瘥后劳复"篇，专门论述了饮食劳倦导致传染病反复的治疗。金元四大家李东垣，对于饮食劳倦基础上的疫病有丰富的治疗经验，李东垣的行医生涯，经历了战乱、围困、饥饿、疫病的频繁发生。其著作《脾胃论》、《内外伤辨感论》都是这方面的专著。因战乱导致的颠沛流离、精神紧张、劳役过度、饮食不调、寒温失所、卫生条件差等，会严重消耗元气，导致抗病力低下，一旦有疫毒出现，极易出现暴发流行。李东垣针对此类疫病，较少用辛凉散风药及苦寒清热泻火药，而是以甘温为主。

2. 内伤基础

内伤基础是指人体长期存在的慢性疾病，慢性疾病的存在缓慢耗散人的精气，进一步累及脏真。存在内伤基础的个体，对于传染病易感性更高。同时，因内伤基础的存在，使得传染病的临床症状出现非典型性与复杂性，在疾病过程中明显带有原基础内伤的特点。

三、不内外因

不内外因主要指外伤、自然灾害、突发公共卫生事件、各种中毒等。历史上每一次传染病的大流行都离不开战乱、自然灾害等社会因素，"大病之后必有凶年，大荒之后必有大疫"，仅周代至清代，兵荒引起的疫病流行就有557次，如隋唐五代时期，见诸文献记录的瘟疫共有50多次。这些社会因素对于传染病的暴发流行影响巨大，故归入不内外因。

在外伤方面，破伤风主要是"由于创伤失于调治，流血过多，营卫空虚，正气低下，外感风邪，由外达里而发病"。《太平惠民和剂局方》认为"破伤风证皆因打扑伤破，风入发肿"，《圣济总录》亦认为"破伤风因卒暴伤损，风邪袭之，传播经络"。因此，破伤风的发病离不开外伤及风邪致病的作用。而狂犬病的发病也多与病兽咬伤有关，也属于不内外因的范畴。

第四章

中医对传染病病机与发病的认识

一、核心病机

传染病根据其潜伏期的长短、病程的长短、发病的缓急等可分为急性传染病和慢性传染病。急性传染病如流感、急性细菌性痢疾、急性阿米巴痢疾、乙脑等；慢性传染病如慢性乙肝、慢性血吸虫病、艾滋病、结核病等。而无论急性传染病还是慢性传染病，其病机的发展都离不开正邪的消长。中医对于传染病的病机和发病有独特的认识。从正气和邪气两个方面认识传染病的病机，能够做到执简驭繁，便于指导临床诊疗工作。传染病的核心病机可以归纳为"邪气暴盛而突发"，"正气虚于一时"。

邪气暴盛而突发：传染病是由疫毒之邪侵袭人体而致，当侵袭人体的疫毒之邪较弱时，不一定发病，而侵袭人体的疫毒之邪暴盛时，即使正气充盛者也易发病。

正气虚于一时：传染病流行期间，正气充盛者罹患传染病的概率比正气衰弱者低。正气虚弱的患者多存在内伤基础，内伤基础的实质为气、津、血、精、神的受损及脏真的慢性损伤。内伤基础可以是现代医学明确诊断的慢性疾病，如糖尿病、慢性肾病、慢性肺系疾病等，也可以是无法明确诊断的，而中医角度看存在异常的状态，如湿热内盛、阴虚燥热等。存在内伤基础者，罹患传染病时，在症状方面具有明显的非典型性与复杂性。

传染病分为急性传染病和慢性传染病，均具有"邪气暴盛而突发，正气虚于一时"的特点，而急性传染病的这一病机表现得更加突出。慢性传染病则存在正气被不断地耗伤，邪气逐渐地积聚，当正邪交争达到平衡状态的则进入稳定期。一旦失衡，邪气过盛则疾病进展加剧，正气过盛则疾病向愈。

二、发病

中医对于传染病的发病有卒发、伏发、复发等的认识，不同的发病类型，在治疗方面也会有所差异。

1. 卒发

卒发，又称顿发，即感而即发、急暴突然之意。疫毒致病发病暴急，来势凶猛，病情危笃，常相"染易"，以致迅速扩散，广为流行。某些疫气，其性毒烈，致病力强，善"染易"流行而暴发，危害尤大，故又称暴发。卒发者初起皆有恶寒身痛等表证，在清解疫毒时需要时刻关注表邪的解除。

2. 伏发

伏发，即伏而后发，指病邪进入人体后，不立即发病而潜伏于内，经过一段时间后，或在一定诱因作用下才发病。如破伤风、狂犬病等，均经一段潜伏期后才发病。在伏而未发期间，无明显不适症状，但邪气内伏会不断耗伤人体正气。一旦发病，则正气已虚，邪气炽盛，邪由内而达外。伏发者发病时表证不明显，即使有恶寒等不适症状，其程度较卒发为轻，其治疗应清透伏邪为主，伏邪得以透解，气机得以宣畅，则恶寒等不适症状随之解除。

3. 复发

复发是传染病在恢复过程中，因为某些诱因的存在，导致邪气复张，正不胜邪，再次发病。这些诱发因素，归纳起来主要有以下几个方面。

（1）复感新邪：疾病进入静止期，余邪势衰，正亦薄弱，复感新邪势必助邪伤正，使病变再度活跃。这种重感致复多发生于热病新瘥之后，所谓"瘥后伏热未尽，复感新邪，其病复作"（《重订通俗伤寒论·伤寒复证》）。因此，强调病后调护，慎避风邪，防寒保暖，对防止复发有着重要的意义。

（2）食复：疾病初愈，因饮食因素而致复发者，称为食复。在疾病过程中，由于病邪的损害或药物的影响，脾胃已伤；"少愈"之际，受纳、腐熟、运化功能犹未复健，若多食强食，或不注意饮食宜忌，或不注意饮食卫生，可致脾胃再伤。余邪得宿食、酒毒、"发物"等之助而复作，以致复发。例如，胃脘痛、痢疾、痔疾、淋证等新瘥之后，每可因过食生冷，或食醇酒辛辣炙煿之物而诱发；进食鱼虾海鲜等可致瘾疹及哮病的复发等。

（3）劳复：凡病初愈，切忌操劳，宜安卧守静，以养其气。疾病初愈，若形神过劳，或早犯房事而致复病者，称为劳复。

（4）药复：病后滥施补剂，或药物调理运用失当，而致复发者，称为药复。疾病新瘥，为使正气来复，或继清余邪，可辅之以药物调理。但应遵循扶正宜平补、勿助邪、祛邪宜缓攻、勿伤正的原则，尤其注意勿滥投补剂，若急于求成，迭进补剂，反会导致虚不受补，或壅正助邪而引起疾病的复发，或因药害而滋生新病。

第五章

中医传染病辨证体系

中医学发展至今，历代各家进行了大量的研究和临床实践，总结出了很多比较完善的辨证理论体系，如张仲景创立的六经辨证体系；张元素创立的脏腑辨证体系；叶天士创立的卫气营血辨证体系；吴鞠通创立的三焦辨证体系。从一定意义上讲，各种辨证体系都是在辨治传染病过程中逐步形成的。各种辨证体系实际上就是临床上诊治传染病的参考方药法，对于传染病临床疗效的提高起到了极大的推动作用。

一、辨伤寒析温病

中医学将传染病分为伤寒和温病两大类，伤寒是感受寒邪和风邪，寒邪由肌肤毛孔而入，按六经传变，易伤阳；温病是感受温热和湿热病邪，由口鼻而入，按卫气营血和三焦传变，易耗阴。因此，关于急性传染病的辨证，只有分清属性，掌握其特点，才能确保治疗方向的正确。

所有疾病都应该辨识伤寒和温病的异同，伤寒六经辨证与温病卫气营血辨证有许多共同之处，也有不同之处。伤寒和温病均以阴阳为辨证纲领，如伤寒"三阳"为阳，"三阴"为阴；温病中营、血为阴，卫、气为阳，都是论述疾病由浅到深的不同阶段，重视每个阶段的特征及传变特点。伤寒初起，寒邪侵犯太阳，其病在表，治当辛温解表为主；温病初起时，温邪首先犯卫，其病亦在表，但以辛凉透邪为主。可见两者之始，病因异，病症异，治则亦异，不可混同。若伤寒入里，证属阳明，寒邪化热治宜白虎、承气；温病顺传，证属气分热邪益炽，治法自然一致。故两者之中，证治均相同，无需寻求其异。至于伤寒传入三阴，虚寒已见，则宜温宜补；温病热入营血，阴伤津灼，则宜清宜润。故两者之终，又见证治迥异，理应细加区别。两者皆邪自外入，自应驱之外出，故以表与透为第一要义。所以，吴鞠通说："伤寒非汗不解……温病亦宜汗解。"唯温病以透达得汗更适宜，不可直接发汗，说明表与透是治疗伤寒温病的两大法门，也是临床治疗传染病的要旨。

二、辨体质析时令

当传染病流行时，每个人的易感程度往往不同，《灵枢·五变》篇中讲："一时遇风，同时得病，其病各异……肉不坚，腠理疏，则善病风，小骨弱肉者，善病寒热。"说明同一病因在不同体质人身上是不同的，治疗传染病时也要辨别体质，才能准确施治，如叶天士在《临证指南医案》中提到"凡论病，先论体质、形色、脉象，以病乃加于身也"，治疗时"人在气交，法乎天地，兼参体质施治"，辨别体质在传染病共性中增加个体化治疗，使临床治疗更加有效。

传染病的流行有一定的季节性，如在《诸病源候论》里所提到"夫时行气病者，此因岁时不和，温凉失节，人感乖戾之气而生，病者多相染易，故预服药及为方法以防之"，岁时不和，温凉失节，容易感受非时之气，所以要注重辨非时之气，辨时令之邪，如冬天为寒水正令，单衣被薄，感冒寒邪，多恶寒、发热、头痛、无汗、脉浮紧，此为当令寒邪之病，若气候反温，感其气而发病者，则为非时之气为病，当于冬温中求治。掌握气候时令的一般规律及其特殊性，对传染病的准确辨证极为重要。

三、辨两纲析三态六证

传染病在辨明寒温、时令、体质之外，还应辨其两纲三态六证，以指导具体的处方用药。两纲指阴阳两纲，阴阳两纲是八纲辨证的总纲。阴阳学说是中医哲学理论的基础，临床上面对疾病复杂的临床表现，总可以划分为阴阳两类，表示疾病总体发展的方向，其具有十分重要的临床意义。以阴阳两纲诊断的证候除阴证、阳证以外，还有阴脱、阳脱危重证候。

三态是疾病发生、发展变化存在的三种不同的状态，就是虚态、实态、虚实互存态。不同于传统的两纲辨证，虚证和实证，虚实两纲辨证是静态，而三态理念是动态，因为处于静态形成了"一分为二"的分类，而动态的变化形成了"一分为三"之别，在两态论的基础上因为变化而产生了第三种状态，这种认识是基于中国传统文化"道生一，一生二，二生三，三生万物，万物负阴而抱阳，冲气以为和"的哲学思想上形成的，三态辨证是在"三态论"的指导下对八纲辨证的进一步简化，而"虚实"两纲的变化可以涵盖其他六纲的内容，为了进一步简化传染病的辨证体系，提出了虚、实、虚实互存三态的辨证体系。

基于阴阳两纲，在三态论的指导下，归纳总结疾病的六种不同状态，为临床诊治奠定基础。通过四诊，掌握了辨证资料之后，根据病位的深浅、病邪的性质、人体正气的强弱等多方面的情况，进行分析综合，归纳为六类不同的状态，称为六证。六证是分析疾病共性的辨证方法，是各种辨证的总纲，在诊断过程中，有执简驭繁、提纲挈领的作用。六证并不意味着把各种证候截然划分为六个类别，它们是相互联系且不可分割的。疾病的变化往往不是单一的，而是经常会出现寒热、虚实交织在一起的夹杂情况，如虚实夹杂、寒热错杂。在一定的条件下，疾病还可出现不同程度的转化，如寒证化热、热证转寒、实证转虚、因虚致实等。在疾病发展到一定阶段时，有的会出现一些与疾病性质相反的假象，如真寒假热、真热假寒、真虚假实、真实假虚等。因此，不仅要熟练掌握六证的特点，还要注意它们之间的相兼、转化、夹杂、真假，才能正确而全面地认识疾病，诊断疾病。

第六章

传染病的治则治法

第一节 治 则

一、未病先防、已病防变的"未病论"

《黄帝内经》云："圣人不治已病防未病"，"上工治未病"，强调未病先防，已病防变。因为有传染源、传染途径、易感人群这三个环节的存在，传染病才会流行，所以及时迅速地切断任何一环节，都可以有效地阻止传染病的传播。《黄帝内经》中云："虚邪贼风，避之有时，恬淡虚无，真气从之，精神内守，病安从来？"告诉后人养成好的生活习惯，培固正气，强壮体质，也能防止被一些传染病感染。《金匮要略》云："夫治未病者，见肝之病，知肝传脾，当先实脾"，强调已病防变，如《肘后备急方》载："疗犬咬人方，乃杀所咬犬，取脑敷之，后不复发"，也提到了要积极采取措施，在治疗传染病时第一步要做到未病先防、已病防变。

二、兼顾局部的"整体观"

当感染传染病后，病邪除了导致局部的病变外，还会有整体气血脏腑的病变，局部病变与整体相关相互影响，密切相关，如在白喉传染病发生时，往往主要症状在咽喉部，但在病变过程中也具有发热恶寒、头痛、呼吸急迫、面色改变等全身性症状，所以治疗时，既要着眼于局部的病变，根据局部病变的各种症状进行有针对性的治疗，又要密切注意全身性的变化，并采取相应的治疗方法。

三、天人相应的"三因治宜"

《素问·疏五过论》云："天地阴阳，四时经纪……从容人事……诊必副矣"，强调了三因治宜。传染病的暴发一般密集于一定的时间、区域和人群，三因制宜就是因时、因地、因人的动态治宜，抓住这一时间、区域和人群的传染病证的共性与个性，根据天时地理因素，结合病症采取有效的治疗措施，如东汉张仲景所处中原地区多伤寒，清代叶桂所居江南地区多湿热，即便是今日亦是冬春多风温、春温，夏季多暑温暑湿。人体对传染病的反应不尽相同，如目前在西非流行的扎伊尔型埃博拉病毒，病死率高达 53%，但有些人感染埃博拉病毒后可不发病或呈轻型，非重病患者发病后 2 周逐渐恢复。故在治疗传染病时要兼顾流行时间、区域、人，积极采取相应治疗措施。

四、明辨虚实、权治缓急的"正邪论"

面对急性传染病时，要明辨虚实，权治缓急。"邪气盛则实，精气夺则虚"，"盛则泻之，虚则补之"，但在补虚泻实的具体应用方面，要掌握最佳的时机，所谓"权治缓急"，就是暴病当急不能缓，表里缓急急者先，虚实缓急据病情。周学海在《医学随笔》中对虚实补泻的运用颇有见地，"病本实邪，当汗吐下，而医失其法，或用药过剂，以伤真气，病实未除，又见虚候者，此实中兼虚也。治之之法，宜泻中兼补"；"其人素虚，阴衰阳盛，一旦感邪，两阳相搏，遂变为实，此虚中兼实也，治之之法……从前之虚，不得不顾，故或从缓下，或一下止服"。张景岳在《景岳全书》中指出"治病之则，当知邪正，当权衡轻重。凡治实者，用攻之法，贵乎察得其真，不可过也；凡治虚者，用补之法，贵乎轻重有度，难从简也"，均客观地论述了虚实补泻的用法。

五、动态观察、辨证救治的"恒动观"

传染病，传变无定，临证之时，要动态观察，辨证救治，切不可固守一法一方，延误治疗的最佳时机，"走马看伤寒"即描述传染病变化之迅速。

第二节 治 法

一、祛邪法

祛邪法与扶正法共同组成了中医学治则的总纲，也是中医传染病学治疗的总纲。所谓祛邪就是祛除邪气，排除或减弱病邪对机体的损害的一种治法。临床上主要用于实证，即所谓"实则泻之"之意。宣透发汗、清热解毒、通里攻下、活血化瘀等是祛邪法在临床上的具体应用。

（一）宣透发汗法

宣为通宣阴阳，顺安正气。透为通彻外泄，以导邪气由肌出表，由脏出腑，由经出络。宣透多经发汗而解，也可战汗而解。宣透发汗法是治疗传染病的重要治法。

1. 宣肺透解

借辛味之散，开腠理、玄府之闭，领邪外出。因于风寒者，法以辛温散寒，方用麻黄汤、桂枝汤、荆防败毒散；因于风热者，法以辛凉解热，方用桑菊饮、银翘散；因于暑湿者，法以清暑化湿，方用香薷散；因于时疫者，法以辛透双解，即清宣疫毒、透解表邪，方用双解散。

2. 宣肺利水

水在皮者，当汗而发之，即开魄门以宣达卫气，使气行水行则水湿之邪自去。辛达宣肺还能促进百脉流通，气血周流而使水浊散化，方用越婢汤。

3. 宣毒透斑

邪毒内结于孙络之中，以致瘀毒聚于肌腠之内，可以宣散清透之品，使瘀毒外发，方用宣毒发表汤。

4. 宣上透下

表里受邪，单攻其表，或仅攻其里，均不能灭邪于根本之中，故当取宣解于外，透开于内，使表里之邪双解，透邪外出，方用防风通圣散。

（二）清热解毒法

清其热，解其毒，是以寒凉泄热、解毒达邪作用的药物治疗热病的一种治法。此即《素问·至真要大论》中"热者寒之"之义。

1. 清解毒热

以寒凉清泄之品，解其毒滞，折其热邪，使毒去热散而病解。但因毒结部位不同，选方用药亦异。在上者宜宣，在中者宜调，在下者宜泄。方用黄连解毒汤、普济消毒饮等。

2. 清解气热

邪滞气分，正邪交争而气分热炽者，急宜以辛寒、甘寒之剂透解阳郁，宣泄邪滞，使邪去热减，气血和调而病解身安，方用白虎汤、竹叶石膏汤等。

3. 清解血热

血分热聚，邪毒内伏，潜藏不发者，必以清凉泄热、透解血分毒邪之法，肃清血中邪毒。由于血热毒伏为深，故药用当重而精专，方用清营汤、犀角地黄汤等。

4. 清解湿热

湿与热结，缠绵难解，不可速去，故标急时当选苦燥寒凉之味以燥湿泄热，待热势稍缓，再取解秽除湿、芳香透达之味，缓消湿浊，方用甘露清毒丹、三仁汤、茵陈蒿汤等。

（三）通里攻下法

攻者，攻其邪；下者，逐其滞。攻下法即指以通便下积、泻实逐水作用的药物逐燥矢内结、实热水饮的一种治法。

1. 通腑泻浊

里实热结、毒邪内滞、痰积瘀血等有形邪毒内郁而不出，毒浊郁积而无出路者，急当以泻下攻逐之品疏通胃肠，泻下粪矢，因势利导。但病性有寒热之殊，故其治当分寒热之下，方用承气汤类、大黄附子汤等。

2. 泻下逐水

水饮内聚，泛于肌表，内滞脏腑，或停聚胸肺者，当以通便泻下的药物排出粪水，强逐水饮。但本法伤正性峻，只可用于标急者，且中病即止，方用十枣汤、舟车丸等。

（四）活血化瘀法

活血法是以透络活血、祛瘀生新的药物治疗瘀血内停证的治疗方法。

1. 解毒活血

邪毒内炽，逆陷血络之中，使毒血相结，弥漫停积，阻内则脉络气痹，外发则高热斑疹，急宜解毒之品清肃血中热毒，活血透络之味透达络脉瘀滞，方用仙方活命饮等。

2. 凉血活血

血与热结，内伏不透，迫血妄行，外出脉络，而见身热夜甚，肌肤发斑诸症。当以重剂清透之品疏解血热，活血化瘀之味透散瘀滞，方用犀角地黄汤等。

3. 通脉活血

脉络瘀阻，气血周流受阻，一则脏器失养而虚损，二则络脉绌急，神机失用而生疼痛，以活血透络之品开通血脉，使瘀去脉通，补寓于不补之中，方用血府逐瘀汤等。

4. 化痰活血

"凡痰之源，血之本也"，痰瘀互阻，脉络不通，诸证丛生。故痰病活血，血病祛痰，痰消血易活，血活痰易祛。但临床要分清痰瘀偏重程度，是以消痰为主，还是以祛瘀为要，方用导痰汤或膈下逐瘀汤等。

二、扶正法

扶正法是中医学重要的治法，对于传染病的治疗也很重要。所谓扶正就是辅助正气，提高机体的抗病能力，或迅速挽救人体亡失的气、血、津、液，临床上主要用于急性传染病急虚证、正气暴脱之证，即所谓"虚者补之"之意。益气回阳固脱、益气固阴救逆等是扶正法在临床上的具体运用。

1. 益气回阳

固脱邪炽正衰，元阳耗散，五脏元真之气衰竭，可造成"气绝而亡"，急取益气回阳之味，固护元阳，使真气续而不绝，阴阳相抱，方用四逆汤、参附汤等。

2. 益气固阴救逆

亡血伤津，损液耗精，以致阴精衰耗、元阴衰脱无以敛阳，则可引发阴阳离决而猝死，急取敛阴生精之味固护元阴，方用生脉散、三甲复脉汤等。

三、醒神法

心神窍闭，神气不行，或元神散脱而引发神昏之候，急当用辛透开达之品，开窍醒神，或强心固脱，固护元神。

1. 开窍醒神

窍闭神昏者，必以透络达邪、开窍通神之味以疏达神机，畅流神气。用药多以辛开之剂疏达窍闭，又分辛温、辛凉两类。但在临床上也应注意因病邪性质不同而合理选用活血、豁痰、泻热、化湿之品，使之更有针对性，方用安宫牛黄丸、至宝丹、紫雪散或苏合香丸等。

2. 益元醒神

急危病证攻伐之后，或邪炽伤正，造成精、气、神败伤，心气衰竭，神明失主而出现元神脱散、昏萎不振者，急当强心壮神，兴奋神机，使陷者提，萎者振。临床多以回阳救阴、复脉提陷之法以苏醒神志，方用回阳救急汤或生脉散、复脉汤等。

四、吐法

吐者，引邪上越随呕吐而除；洗者，荡涤邪秽随冲洗而排。吐洗法是清除邪浊等有形实邪的一种常用治法。痰浊、宿食、毒物等有形实邪留滞于咽喉、胸膈、胃脘等部位，当以吐法祛邪外达，临床常用探吐、药物催吐法救治，方用瓜蒂散、盐汤探吐方或参芦饮等，如《景岳全书》指出，"霍乱初起，当阴阳扰乱，邪正不分之时，惟宜以姜盐淡汤，徐徐与之，令其徐饮徐吐，或以二陈汤探吐之"。

五、探病法

虚实难明，寒热难辨，病在疑似之时，以相应之法试探或诊断性治疗之法。具体来说，若疑为虚证而欲用补药，先轻以消导之剂，若消而不效，即知为真虚；若疑为实证而欲用攻法，则先轻用甘温纯补之剂，补而觉滞，即知不为实邪。假寒者，略投温剂必见烦躁；假热者，略寒之必现呕恶。此法于传染病临床之际往往能立判真伪，指导下一步治疗。但应注意：探病之法不要贻误治疗，试探亦当轻剂，不可误治。

六、扶正祛邪法

临床上扶正法用于急虚证，正气暴脱之时；祛邪法用于邪气壅盛，正气不衰之时。单独的扶正法和祛邪法多用于疾病的早期、突发期。然而临床上更多疾病表现为虚实夹杂之证，此时单独使用者少，多联合使用以达到救治的目的。

（1）合并使用扶正祛邪，体现了攻补兼施的临床救治思想，临床上最为常用。如益气回阳、解毒活血法救治瘀毒内陷的脱证等。

1）扶正兼祛邪：用于疾病的产生在于正虚为主，因虚致实的虚实夹杂证，也就是所谓的"虚气留滞"的病理状态，因此临床救治应该以扶正为主，佐以祛邪，正气来复，邪气自去。如阳气不足导致的痰饮内盛、瘀血内阻，治疗上应以扶正为主，同时佐以祛除邪气。

2）祛邪兼扶正：用于疾病的产生在于邪实内盛为主，因实致虚的虚实夹杂证，以祛邪为主，兼以扶正，邪去正自复。如痰热内盛之候，伤及气阴，临床救治当在清化热痰的同时佐以益气育阴之法。其代表方如柴胡类方。

（2）先后使用扶正祛邪，也是中医传染病学重要的治疗方法，临床上要正确权衡正邪关系，轻重缓急，采取先攻后补或先补后攻的方法，是中医学辨证论治的重要体现。

七、外治法

1. 洗法

邪毒外滞肌表，内留食管、胃脘等人体上、外部位，应当采取简捷的洗冲之法祛邪外出，临床常用鲜芫荽外洗小儿麻疹。

2. 熏法

熏法即将药物燃烧后，取其烟气上熏，或煎煮药物，蒸汽熏蒸，借助药力和热力的作用，使腠理疏通，气血流畅，如用紫背浮萍煎汤熏洗治疗麻疹。

3. 针灸

针灸治疗可以很好地调动气血，促进疾病的恢复，如程国彭在治疗疰腮时，"外治以细针遍刺肿处，先放紫血，继放黄涎，泄出血毒以消肿"，然后外敷药物。

4. 外敷

通过外敷配合内治法治疗传染病，在临床上有很大疗效，如《肘后备急方》用吴茱萸、小蒜分等，合捣敷之"治疗"恶核肿结不肯散者"的方法用来治疗鼠疫促进疾病恢复。

第七章

传染病的预防

中医学提倡未病先防，《素问·四气调神大论》提到"圣人不治已病治未病，不治已乱治未乱。夫病已成而后药之，乱已成而后治之，譬犹渴而穿井，斗而铸锥，不亦晚乎"，《金匮要略》也记载有"见肝之病，知肝传脾，当先实脾"的说法。唐代的医学家孙思邈在其著作中提出"上医医未病之病，中医医欲病之病，下医医已病之病"的医疗观念。由此可见，中医对于疾病预防的重视。传染性疾病对于人类有着极大的危害，中国古代医学取得的重大进展，大多在传染病的斗争中出现，对于传染病的预防，也是历代医家不断开拓完善的领域。以下就中医固有的传染病预防法进行概述。

在《黄帝内经》中提到"邪之所凑，其气必虚""正气存内，邪不可干"，中医对于传染病的预防多从"正""邪"两方面入手，而且尤其重视正气的顾护。

（一）通过扶正以预防传染病

1. 修身养性

《素问·上古天真论》云："恬淡虚无，真气从之，精神内守，病安从来"，这是提倡修养心性，恬淡虚无以培护正气。除了调畅自身情志之外，古人还强调人的作息顺应自然，《素问·四气调神大论》提到"春夏养阳，秋冬养阴，以从其根"，并对四季的作息规律进行了建议，以顺应四季的生长化收藏。

2. 固本藏精

《黄帝内经》认为人体精不足是易感受外邪的重要原因，故有"藏于精者，春不病温"的论述。"精"藏于肾，是构成人体、维持生命和繁衍后代的物质基础，肾为先天之本，肾精的充盛与否与人体卫外功能的强弱有着密切的联系。金元四大家之一朱丹溪提倡戒色欲保阴精，以减少内伤杂病和四时传染病的发生。

3. 食饮有节

"饮食自倍，肠胃乃伤""五脏者皆禀气于胃，胃者五脏之本也"，都论述了合理饮食、保护脾胃之气的重要性。金元时期李东垣对于脾胃功能对人体的影响尤为看重，其救治瘟疫的过程中，发现了饮食不节与疫病有极大的相关性，"大抵人在围城中，饮食不节，及劳役所伤，不待言而知，由其朝饥暮饱，起居不时，寒温失所，动经三两月，胃气亏乏久矣，一旦饱食大过，感而伤人，而又调治失宜，其死也无疑矣"。所以，饮食有节，是古人对于传染性疾病预防的重要手段之一。

4. 保持卫生

《论语·乡党》中说："鱼馁而肉败不食，色恶不食，臭恶不食。"即指出已变质腐败的食物不可食用；《湿温时疫治疗法》中提到"房室务祈洒扫，勿被尘污，四壁宜用石灰刷新，或兼用除秽药水浇洒，以杜湿毒之患""垃圾为秽气所乘，不宜任意倾倒，宜倒在桶内，候清道夫挑除，挑后，勿再作践，大街小巷，时常清洁，可免一切疫病"。《管子·禁藏》也有记载"当春三月，萩室燻造，钻燧易火，杼井易水，所以去兹毒也"。《备急千金要方》也有描述"夫霍乱之为病，皆因饮食""勿食生肉，伤胃，一切肉惟煮烂"。由这些记载可以看出古人在疾病流行之时对于饮食起居卫生的重视。

5. 针灸预防

《灵枢》云："上工，刺其未生者也；其次，刺其未盛者也；其次，刺其已衰者也。"《黄帝内经》中根据五运六气的异常变化特点，制订了针对五种可能出现的疫病的"刺疫五法"。《素问·骨空论》曰："灸寒热之法，先灸项大椎，以年为壮数，次灸绝骨，以年为壮数，视背俞陷者灸之，举臂肩上陷者灸之。"可以看出在《黄帝内经》时期古人便采用了针灸防病的方法，以针灸治未病在后世也有较为深远的影响。孙思邈在《备急千金要方》中也有提到"凡入吴蜀地游宦，体上常须三两处灸之，勿令疮暂瘥，则厉病温疟毒气不能著人也，故吴蜀多行灸法"，同时孙思邈还提出了自己的看法"一切病皆灸三里三壮"，足可以看出针灸对于疾病预防的疗效。《外台秘要》载"天行病，若大困，患人舌燥如锯……灸巨阙三十壮"，以上都表明针灸广泛应用于疫病的预防。

6. 药物预防

现存最早的药学著作《神农本草经》中将365种药物分为三品，"上品药为君，主养命以应天，无毒，多服久服不伤人。欲轻身益气，不老延年者本上经；中品药为臣，主养性以应人，无毒有毒，斟酌其宜。欲遏病补虚羸者本中经；下品药为佐使，主治病以应地，多毒，不可久服。欲除寒热邪气，破积聚愈疾者本下经"。上品药和中品药都是用来预防疾病的，体现了中医未病先防的思想。

7. 导引吐纳

体育锻炼也是增强身体体质的重要手段之一，通过运动的方式可以很好促进人体的气血运行，从而达到预防疾病的效果，例如，三国时期的华佗受"流水不腐"的启发创制"五禽戏"，以导引气血预防疾病，一直流传至今，并发展演变成多种健身方式。

8. 免疫接种

葛洪在《肘后备急方》中有"疗犬咬人方：乃杀所咬犬取脑傅之，后不复发"的记载，可以说是历史最早的人工免疫。而中国宋代出现的人痘接种法可以说是开创了人工免疫的先河，最早期的人痘接种法是让被接种者穿上天花患者的内衣，目的是让被接种者感染一次天花从而对疾病产生免疫，但是由于该方法的不稳定因素，导致有些患者症状过于严重或者对有些患者则毫无作用，不久便被淘汰。而后出现的浆苗法，是将患者身上的脓疮用棉花蘸取，然后放入被接种者的鼻腔，从而让被接种者具有免疫能力，但是仍有与痘衣法相同的弊端。而后的旱苗法和水苗法是利用已痊愈患者的痘痂，将其研磨成粉，旱苗法直接将粉末吹入被接种者鼻腔，水苗法将其水调之后用棉花蘸取后放入鼻腔，从而让被接种者产生免疫力。而后此方法便扩散至世界各地，开创了人工免疫的先河。

（二）通过祛邪以预防传染病

1. 控制传染源

古人对于虫类可以传播传染性疾病早就有了一定的认识，在周朝就设有专门用来除虫害的防疫人员。《本草纲目》和《备急千金要方》中对于蚊蝇等虫害的消灭方法也有相对详尽的描述。汪期莲在《瘟疫汇编》中也认识到苍蝇为霍乱的传播媒介，提示灭蝇可以预防霍乱传播，并提倡使用防蝇食罩等，要求注意饮食卫生。明代赵学敏在《本草纲目拾遗》中也有记载"昔人谓暑时有五大害，乃蝇、蚊、虱、蚤、臭虫也"，提出用百部、藜芦、油类、矾水等药物杀蝇驱蝇。《左传》还记载了有关狂犬病的预防措施，"国人逐瘈狗"，通过驱逐病犬的方式来控制流行，孙思邈在《备急千金要方》对于狂犬病也有一段描述，"凡春末夏初，犬多发狂，必诫小弱持杖以预防之"。在古代也产生了焚烧尸体，焚烧病患的衣物等方法来控制时疫的传播，这些方法使得时疫邪气的流行在消毒手段并不发达的古代得到了很好的限制。由此不难看出古代医家对于动物可以作为传染源传播疾病有着比较深刻的认识，同时也可以看出各个医家对疾病传染源方面的控制都是颇为重视。

2. 控制疾病的传播

（1）隔离：为了控制疾病的传播，中医学很早就有了隔离病患、切断传播途径和保护易感人群的思想，晋朝时有"朝臣家有时疾染易三人以上者，身虽无疾，百日不得入宫"的制度。

（2）环境消毒：对于传染性疾病，薛己曾用黄芪、川芎、当归大锅水煎，药气充满产室进行空气消毒，以防止产妇感染。《本草纲目》等书中多处记载，凡疫气流传，可于房内用苍术、艾叶、白芷、丁香、硫黄等药焚烧以进行空气消毒辟秽。《太平圣惠方》中有描述"凡入瘟疫家，先令开启门窗，不致相染"。

（3）辟秽香囊：孙思邈在《备急千金要方》中提出"天地有斯瘴疠，还以天地所生之物防备之"，书中记载多首辟疫方，如雄黄丸，即以18味药研末为丸装袋佩戴，

"入山能辟虎狼虫蛇，入水能除水怪蛟蜃"，此即药物香囊预防传染病之法。

（4）辟秽药物：葛洪在《肘后备急方》中列出辟瘟疫药干散（大麻仁、柏子仁、干姜、细辛、附子）等方剂来预防疫病；孙思邈在《备急千金要方》中防止瘟疫相互相染，用赤小豆丸 [赤小豆、鬼箭羽、鬼臼、雄黄（各二两），上四味末之，以蜜和，服如小豆一丸，可与病患同床无妨]；《本草纲目》认为，"椒柏酒、屠苏酒，元旦饮之，辟瘟病"等；明代医学家喻嘉言指出"未病前预饮芳香正气药，则邪不能入"；清代医学家叶天士说："未受病前，心怀疑虑，即饮芳香正气之属，毋令邪入为第一义"，这些都是口服芳香药物预防疫病的记载。在中药预防传染病方面古人积累了很多经验，如藿香正气散、苏合香丸等都是防治传染病的名方，而且沿用至今。除了口服药物，还有纳鼻、粉身、泡水等多种用药方式。预防传染病选用的药物以辛香味厚者为主，如雄黄、川芎、细辛、白芷、桂心、川椒等。

证候篇

第八章

发热伴咳嗽

咳嗽是因邪犯肺、肺失宣肃、肺气上逆所致的以咳嗽为主要症状的一组病证。它既是一个症状，又可是独立的一种疾病。有声无痰为咳，有痰无声为嗽，有痰有声称为咳嗽。临床上多痰、声并见，故以咳嗽并称。本章节重点介绍传染病中出现的发热伴咳嗽。

一、病因病机

（一）病因

发热伴咳嗽，多为急性咳嗽，因感受疫毒之邪而成。疫毒由于四时主气不同，因而人体的发病亦不相同。风为六淫之首，疫毒多随风邪侵袭人体，所以疫毒咳嗽常以风为先导，或挟寒，或挟热，或挟燥，其中尤以风邪挟寒者居多。

（二）病机

咳嗽病变主脏在肺，与肝、脾有关，久则及肾。传染病中出现的发热伴咳嗽，主要病机为邪犯于肺，肺气上逆。若不能及时使邪外达，可进一步发生演变转化，表现为风寒化热、风热化燥，或肺热蒸液成痰等情况。

二、诊查思路

发热伴咳嗽是传染病波及肺系时，常见的症状，常伴有咯痰。深入分析咳嗽与咳痰的症状特点，可以作为辨别虚、实、寒、热的重要依据，并有助于联系有关疾病，达到辨证与辨病相结合的目的。

1. 望诊

望面色：面色无华，提示虚证，面赤提示实证。

望痰之色质：痰白、稀薄属风、属寒；痰黄而稠属热；痰白质黏为阴虚、燥热；

痰白清稀、呈泡沫状属虚、属寒；咯吐血痰为肺热、阴虚；脓血相间为痰热郁结成痈；咳嗽，咳吐粉红色泡沫样痰，咳而气喘，为心肺阳虚。

2. 闻诊

咳声洪亮有力者多属实证；咳而声低气怯为虚证；咳声嘶哑多为燥咳；咳声重浊痰多者多为风寒、痰湿咳嗽；咳声粗浊者多为风热、痰热咳嗽；咳声短促者多为肺燥阴虚。

3. 问诊

时间、节律：咳嗽白天多于夜间，咳而急剧，声重，或咽痒而咳，治疗注重清透外邪；痰出咳减，多为痰湿、痰热咳嗽；午后、黄昏加重，或夜间有单声咳嗽，咳声轻微短促，多属于肺燥阴虚。

三、证候诊断

1. 外邪闭肺，饮邪内停

主症：咳嗽声重，气急，咽痒，咳痰稀薄色白，伴鼻塞，流清涕，头痛，肢体酸楚，恶寒，发热，无汗等表证。

舌脉：舌苔薄白，脉浮或浮紧。

2. 邪热壅肺，肺失宣降

主症：咳嗽频剧，气粗或咳声嘶哑，喉燥咽痛，咯痰不爽，痰黏稠或黄，咳时汗出，常伴鼻流黄涕，口渴，头痛，身楚，或见恶风、身热等表证。

舌脉：舌苔薄黄，脉浮数或浮滑。

四、急救处理

针灸疗法

主穴：肺俞、合谷。配穴：痰多配丰隆；咽痒而咳刺天突；胸膺憋闷刺内关、膻中；久咳体弱者，温灸肺俞、肾俞、脾俞。外感咳嗽宜浅刺，用泻法；内伤咳嗽用平补平泻，并可配合针灸。

五、分证论治

1. 外邪闭肺，饮邪内停

治法：宣散肺气，化饮止咳。

方药：射干麻黄汤加减。常用药：射干、麻黄、细辛、款冬花、紫菀、清半夏、五味子、生姜、大枣。

加减：饮郁化热，加生石膏、柴胡、黄芩。

2.邪热壅肺，肺失宣降

治法：清热宣肺，降气止咳。

方药：麻杏石甘汤加减。常用药：麻黄、杏仁、甘草、生石膏。

加减：咽喉不利，加牛蒡子、桔梗；痰黏色黄，加黄芩、浙贝母。

六、临证备要

（1）发热伴咳嗽治随证出，法从候来，除止咳之外，尚有散寒、清热、润燥、疏风、缓急、宣肺、化痰、利咽、降逆、泻肝、养阴等法。

（2）传染病出现咳嗽，可据血常规及胸部 X 线检查予以相应抗感染治疗，若伴喘息明显者应卧床休息，吸氧监护，保持呼吸道通畅，必要时行机械通气。

（3）治疗传染病出现的咳嗽，忌敛涩留邪，当因势利导，邪去则正安。

七、预后转归

传染病所致咳嗽，一般属实证，易于表散清肃，治疗较易，预后较好。但疫毒暴盛，闭肺损伤肺之脏真，则治疗困难，预后差。

第九章

发热伴斑疹

斑疹多是因邪热波及营血而致。斑多点大成片，色红或紫，抚之不碍手，压之不退色；疹形如粟米，高出于皮肤，抚之碍手，疹消退后常有皮屑脱落。本章节论述传染病导致的斑疹，表现为发热与斑疹伴随。

一、病因病机

（一）病因

斑疹，多由患者正气不足，感受温邪疫毒所致，与先天禀赋不足有一定相关性。

1. 内伤基础

当人体正气不足，或正气相对虚弱，卫外功能低下时，往往抗邪无力，则邪气可能趁虚而入，波及营血而致斑疹。此外，先天禀赋不足，如过敏性紫癜患者多因先天阴虚质燥，营血中已有伏火，受湿热、疫毒等外邪影响而发。

2. 诱因

感受温邪疫毒多从口鼻或皮肤而入。不同的疫毒有自己的传变特点，但大致遵循"卫气营血"的传变规律。疹多因外感时邪或过敏，或热入营血所致。由于气分邪热，内窜营分，损伤血络，发于皮肤。其邪热仍在气分，但波及营血。斑可由外感温热毒邪，热毒窜络，内迫营血，损伤血脉，迫血妄行，血从肌肉外溃；或因脾虚血失统摄，阳虚寒凝气血；或因外伤等，使血不循经，外溢肌肤所致。

（二） 病机

本病病机整体来说，有以下特点。

（1）传变迅速，或跳跃，或重叠，可由卫气分证迅速转为营血分证。

（2）里热内迫特性显著，易出现高热、神昏、躁狂、斑疹密集等。

（3）伤津耗液严重，可出现汗出、肢冷、脉伏等厥脱之证。

二、诊查思路

1. 望诊

望面色、肤色：面色灰青，疹出不畅、色紫暗，或斑疹突然隐退，此为逆证，病情危重；面色潮红，斑疹密集、紫暗，热入营血，谨防败证，面色红润，斑疹减少，色泽红，分布均匀，无其他并发症，提示病情平稳。

望斑疹：出现顺序不同的斑疹多有不同的发疹顺序。如麻疹的出疹顺序一般为先从耳后发际开始，渐及额、面、颈，自上而下至胸、腹、背部、四肢，最后到达手掌和足底，出疹后按出疹顺序依次消退。水痘呈向心性分布，先出现于躯干及四肢近端，次为头面部，四肢远端较少。带状疱疹多沿周围神经分布，多限于身体一侧。临证时需仔细观察。

望皮疹：形态不同的疾病，斑疹可有不同的形态。如水痘初为红斑疹，数小时后变成红色丘疹，再经数小时发展为疱疹，位置表浅，形似露珠水滴，壁薄易破，周围有红晕。带状疱疹皮肤出现成簇皮疹，先为红斑，数小时发展为丘疹、水疱，数个或更多，呈簇连成片，水疱成批发生，簇间皮肤正常。麻疹初起为淡红色斑丘疹，压之褪色，疹间皮肤正常，皮疹大小不等，稀疏分明，疹退后有浅棕色色素沉着斑，伴糠麸样细小脱屑。

望神：失神患者表现为循衣摸床，表情淡漠、意识模糊，提示斑疹并发了脱证，病情危重。

2. 闻诊

闻声音：呼唤患者观察其应答反应，如无应答提示意识丧失，病情危重；应答语音低弱，提示虚证；应答切题，语音洪亮，提示实证。

3. 切诊

切诊皮肤：斑为平铺于皮肤，抚之不碍手，压之不褪色；疹为皮肤出现红色或紫红色、粟粒状疹点，高出皮肤，抚之碍手，压之褪色。

切诊四肢：触摸四肢温度和有无汗出，四肢厥冷，伴冷汗出提示虚证。

4. 问诊

问诱因：详细询问周围有无接触过类似症状之人；有无不洁饮食史；有无疫区接触史。

问出疹顺序：详细询问斑疹的出疹顺序和消退顺序及持续时间。

5. 病情危重程度判断

失神，疹色紫暗或突然隐退，大片出血，面色灰青，肢端湿冷，脉细数或浮大，尿少或无尿者病情危重。

三、证候诊断

1. 邪毒郁表
主症：发热，微恶风寒，咳嗽，目赤，斑疹发出量较少，形态松浮，稀疏均匀洒于肌表。

舌脉：舌尖红，苔薄白或微黄，脉浮数。

2. 毒壅肺胃
主症：身热如焚，气粗而促，烦躁口渴，斑疹色黑隐隐，四旁色赤，大便秘结，小便短赤而少。

舌脉：舌赤苔黄，脉数。

3. 热盛迫血
主症：心烦躁扰，时有谵语，甚至昏狂谵妄，斑疹显露或斑色紫黑，或吐血尿血。

舌脉：舌质红绛而干，苔薄或无苔，脉细数。

四、急救处理

（一）基本处理

（1）监测生命体征，高热者注意降温治疗，迅速建立有效静脉通道。

（2）根据临床表现，完善相关检查，明确导致斑疹的原发疾病。

（3）对于属于传染性疾病的疑似和确诊患者应及时隔离。

（4）斑疹患者均应卧床休息，注意水分和营养的补充，避免因抓伤导致二次感邪。

（二）综合救治

（1）针刺太阳、风池、百会、风府穴，用泻法，并留针 15 ~ 20 分钟。

（2）大椎、十宣点刺放血。

（3）生石膏、知母、牡丹皮水煎擦洗患处。

五、分证论治

1. 邪毒郁表
治法：辛凉透疹，疏风解毒。

方药：清解透表汤加减。常用药：葛根、紫草、桑叶、菊花、甘草、牛蒡子、金银花、连翘、蝉衣等。

加减：如高热无汗者，加浮萍；恶寒咳喘者，加麻黄、紫苏、细辛；咽痛者，加马勃、射干。

2.毒壅肺胃

治法：清透热毒，攻下泻热。

方药：通圣消毒散加减。常用药：川芎、金银花、牛蒡子、滑石、芒硝、生大黄、水牛角、芦根、大青叶、防风、白芷、栀子等。

加减：若热结肠腑较重，可后下大黄，芒硝冲服，加厚朴、枳实；如热邪明显，加用石膏、知母。

3.热盛迫血

治法：清热解毒，凉血散瘀。

方药：清营汤加减。常用药：水牛角、生地、玄参、淡竹叶、麦冬、丹参、黄连、金银花、连翘等。

加减：若营热动风者，症见心烦、谵语、惊厥，加用钩藤、牡丹皮、羚羊角；如吐血者，加侧柏叶、白茅根、三七；若热毒较甚者，加水蛭、大黄、神犀丹；若气血两燔者，症见壮热、大渴、头痛如劈、骨节烦痛、烦躁不安，可予清瘟败毒饮。

六、临证备要

（1）斑疹不宜外发过多。叶天士云："宜见而不宜见多"，斑疹外发，标志着营血分之邪有外达之象，所以说"宜见"；反之，斑疹外发过多，又提示营血分热盛毒重，故又"不宜见多"。

（2）斑疹症状是邪气波及营血分的一个标志，针对斑疹治疗，很有必要。但治斑透疹不是最终目的，临床不能见斑治斑，见疹透疹。

（3）斑宜清胃泻热，凉血化斑；疹宜宣肺透邪，清营透疹。若斑疹并见，治以化斑为主，兼以透疹。斑疹的治疗，一忌用辛温发表升提药，恐助热动血；二忌壅补，以免恋邪；三忌在斑疹初透之际，过用寒凉，以使邪热遏伏，发生变证。

七、预后转归

斑疹的色泽若红活荣润为气血流畅、邪热外达之征象，预后良好；若红如胭脂为血热炽盛；若色紫赤如鸡冠花为热毒深重；若晦暗枯槁为邪气深入、气血瘀滞、正气衰退的危象，预后不良。

第十章

发热伴头痛

头痛是疼痛病证常见的症状之一，本章节所论述的头痛是指传染病引起的、突然发作的，以发热伴随头部疼痛为主要症状的病证。

一、病因病机

疫病之气，上犯巅顶，阻遏清阳，或人体内伤诸因，使气血逆乱，清窍失养，导致头痛。外感疫毒邪气与六淫夹杂为病，疫毒兼夹风邪、寒邪或热邪外袭，阻滞三阳经络气血而发病；或疫毒邪气，化热入里，循经上扰而致气血逆乱，热毒伤津竭液，炼液成痰，热、瘀、痰浊闭阻窍络而致头痛。

二、证候诊断

1. 外感邪毒
主症：头痛如裂或头重如裹，巅顶或头额痛甚，痛连项背，恶风身痛，或伴发热，流涕，口渴欲饮或口不渴，严重者头痛如劈，烦躁不安，恶心呕吐，壮热，口渴，神志恍惚，甚则抽搐，角弓反张。
舌脉：轻者舌质淡红，苔薄白，脉浮。重症舌质红或绛，苔黄或腻，或燥，脉洪大或滑数。

2. 毒邪内蕴
主症：头痛猝发，巅顶胀痛，心烦易怒，口苦，面红目赤，便结，恶心，呕吐痰涎，或头痛如劈，持续不得缓解，伴有呕恶，项强，烦躁，甚至昏迷。
舌脉：舌质红或有瘀斑，苔腻，脉弦数或弦涩或滑。

三、急救处理

（一）基本处理

（1）测体温，量血压，生命体征监测，初步判断病情的危重度。

（2）根据临床表现，做相关辅助检查，确定导致头痛的疾病。

（二）综合救治

（1）针刺太阳、风池、百会、合谷穴，留针 15 ~ 20 分钟，用泻法，亦可取太阳、印堂穴，用小罐拔罐。

（2）刺血法以三棱针或圆利针砭刺太阳穴，出暗红色血数滴，并针耳门、率角等穴。

（3）拔罐法取太阳、印堂、风池等穴，每次以小罐拔罐数分钟。

四、分证论治

1. 外感邪毒

治法：散风解毒，通络止痛。

方药：六淫邪气以川芎茶调散治之，常用药物：川芎、荆芥、白芷、羌活、甘草、细辛、防风、薄荷、清茶等。

加减：风热者加石膏、菊花、连翘、炒栀子、蔓荆子；夹湿者，重用羌活、独活。

2. 毒邪内蕴

治法：解毒通腑，清热熄风。

方药：凉膈散合羚角钩藤汤。常用药物：栀子、连翘、薄荷、芒硝、大黄、黄芩、羚羊角粉、钩藤、桑叶、菊花。

加减：瘀重者可加川芎、三七、地龙等活血通络，或以通窍活血汤救治；痰多者，合用导痰汤；高热神昏加安宫牛黄丸。

五、临证备要

中枢神经的传染病所致发热头痛，伴有颅内高压者，用甘露醇脱水降颅压。中成药用清开灵或醒脑静注射液，重症送服安宫牛黄丸。

六、预后转归

外感邪毒证所致的发热伴头痛预后良好，邪毒内蕴所致发热伴头痛病势危急，预后一般。

第十一章

发热伴吐泻

第一节　发热伴呕吐

呕吐指胃失和降，气逆于上，迫使胃中之物从口中吐出的一种病症。一般以有物有声谓之呕，有物无声谓之吐，无物有声谓之干呕，临床将呕与吐常同时发生，合称为呕吐。传染病中发热伴呕吐，是指邪气犯胃，扰动胃气，胃气暴逆上冲而引起的急性呕吐。

一、病因病机

疫毒之邪挟秽浊之气，侵袭中焦，致使气机逆乱，脾之清气不升，胃之浊气不降，清浊相干，浊气逆乱上冲而发病。

二、诊查思路

1. 望诊

望面色：面赤气急，多见于实证、热证；面容苍白无华，多见于虚证；若两颧高突，脸颊红赤，多见于肺肾阴虚证。

望呕吐物：呕吐物清稀，多为寒呕；呕吐物秽浊酸臭，多属热呕。

望舌：凡舌质红润有液苔滑者，病情浅；若舌四边白厚苔，中间光剥脱液，为胃阴受损，治宜芳香轻透，忌单用寒凉药。

2. 闻诊

闻声音：呼唤患者听其应答反应，如应答语音低弱，提示虚证；应答切题，语音洪亮，提示实证；胃脘有振水声音，为痰饮。

闻气味：呕吐物无酸臭味，多为寒呕；呕吐物有酸臭味，多属热呕。

3. 切诊

切诊腹部：腹软无压痛，喜温喜按，为虚寒之证；压痛明显，或按之不舒，提示有实邪。

切诊四肢：手足厥冷，提示伤及阳气。

切寸口脉：脉象沉细或迟弱为虚证，脉象洪大或弦滑为实证。

4. 病情危重程度判断

呕吐伴面色㿠白，肢厥不回，脉微细欲绝，为阴损及阳，脾胃之气衰败，真阳欲脱之危证。

三、证候诊断

1. 湿热疫毒犯胃

主症：恶心呕吐，呕吐物多为食物，甚或夹有胆汁，气味酸腐臭秽兼有恶寒发热，或脘腹胀满疼痛等症状。

舌脉：舌红，苔黄腻，脉数。

2. 寒湿疫毒犯胃

主症：呕吐酸腐，脘腹胀满，嗳气厌食，吐后觉舒，大便或溏或结。

舌脉：舌苔白腻，脉弦。

四、急救处理

（一）基本处理

（1）体位：昏迷或神志不清患者，头侧向一边，使呕吐物容易呕出，防止误吸，引发肺炎甚至窒息。

（2）禁食、禁饮，减少胃肠刺激，等病情缓解呕吐停止后，逐渐开放饮食。

（二）病情检测

监测患者生命体征，尽快完成原发疾病的诊断，进行对症处理、病因治疗。

（三）静脉通路

迅速开放静脉通路，补液、保护胃肠道，必要时给予止吐、消炎、镇痛药。

（四）综合救治

针灸治疗，实证暴吐常用中脘、足三里、内关、合谷、公孙等，用泻法，和胃降逆；虚证常用脾俞、胃俞、中脘、内关、足三里，补法加灸，健脾和胃，降逆止呕。

五、分证论治

1. 湿热疫毒犯胃

治法：清热化湿和胃。

方药：苏叶黄连饮加味。常用药：苏叶、黄连、竹茹、枇杷叶、芦根、石菖蒲等。

2. 寒湿疫毒犯胃

治法：芳香化湿和胃。

方药：藿香正气散。常用药：藿香、茯苓、白芷、厚朴、苍术、大腹皮、炙甘草、陈皮、制半夏等。

六、临证备要

暴吐不止者，可予止吐药肌内注射，如地西泮（安定）针镇静、甲氧氯普胺（胃复安）针止吐。

七、预后转归

发热伴呕吐，原发病得到控制则呕吐可以缓解。避免精神刺激，避免不洁食物、暴饮暴食，忌食生冷、辛辣之品。

第二节 发热伴泄泻

暴泻是由多种病因而致的脾胃肠道受损，升降失调，传导失职，清浊不分，混杂而下的病证。传染病中的发热伴泄泻，临床以发病突然，排便次数剧增，泻下急迫，粪便量多而稀薄，排便时常伴肠鸣，肠绞痛或里急后重为特征。

一、病因病机

疫毒之邪挟湿热秽浊之邪，损伤脾胃，致传导失职，升降失调，清浊不分，混杂而下。

二、诊查思路

1. 望诊

望便：大便清稀，或完谷不化者，多属寒证；大便色黄褐，泻下急迫，多属热证。

望舌：苔白腻或薄白多见于寒湿之邪；苔黄腻多见于湿热、暑湿之邪。

2. 闻诊

闻声音：应答语音低弱，多虚证；应答切题，语音洪亮，多实证。食滞肠胃之泄泻，可闻及腹中雷鸣。

闻气味：大便较臭，多属热证、实证，而粪便臭如败卵为食滞肠胃之泄泻。

3. 切诊

切诊四肢：形寒肢冷多虚证；四肢肤温高，多急性发病；挟热邪、暑邪，亦可见于寒湿泄泻发热恶寒之际。

切诊腹部：包括诊察腹部的软硬及是否存在压痛，腹软、喜温喜按多提示虚证；腹韧、疼痛拒按多提示实证。

切诊寸口脉：脉搏和缓有力，脉象濡数、滑、弦等均提示实证；脉象细、沉、弱均提示虚证。

4. 问诊

问粪便性状及臭味：粪色黄褐而臭多属湿热泄泻，粪便臭如败卵多为食滞肠胃。

问暴泻伴随症状：发热、腹痛、里急后重、肛门灼热、泻后痛减、面色少华、肢倦乏力、纳差等对判断病因有帮助。

5. 病情危重程度判断

失神，面色苍白，泄泻不止，肢端湿冷，脉细数或浮大，尿少或无尿者病情危重。

三、证候诊断

1. 寒湿疫毒泄泻

主症：恶寒发热，泻下清稀，严重时如水样，腹痛肠鸣，痞满，脘腹胀闷，食少，兼有鼻塞头痛，肢体酸痛等症。

舌脉：舌薄白或白腻，脉濡缓。

2. 疫毒炽盛泄泻

主症：腹痛即泻，泻下急迫，势如水注，或泻而不爽，粪色黄褐而臭，烦热口渴，小便短赤，肛门灼热。

舌脉：舌质红绛，苔黄腻，或无苔，脉濡数或滑数。

四、急救处理

（一）基本处理

患者应安静休息，暂时禁食，腹部保暖。多饮淡盐水，防止脱水或电解质紊乱。

（二）病情监测

监测患者神志、脉搏变化、尿量、泄泻情况。

（三）静脉通路

病情危重者需迅速开放静脉通道，补充晶体液及胶体液，患者出现脱证时予益气固脱类中药制剂，同时完善血常规、大便常规、病原学检查等实验室检查。

（四）综合救治

（1）针灸治疗：对出现津伤气脱患者，先灸关元、气海、天枢、足三里、神阙数十壮。

（2）输液治疗：暴泻不止，耗伤气阴者先静脉推注参附注射液和生脉注射液，待血压回升并稳定后，改为静脉滴注。对脱水及电解质紊乱者，予以液体支持治疗。

五、分证论治

1. 寒湿疫毒泄泻

治法：芳香化湿，疏表散寒。

方药：藿香正气散。常用药物：藿香、白术、茯苓、陈皮、半夏、厚朴、大腹皮、紫苏、白芷等。

加减：表邪较重者，可加荆芥、防风以增疏风散寒之功；湿邪偏重者，可用胃苓汤以健脾燥湿，淡渗分利。

2. 疫毒炽盛泄泻

治法：清热解毒利湿。

方药：葛根芩连汤。常用药物：黄芩、黄连、葛根、炙甘草等。

加减：湿邪偏重者，可合平胃散燥湿宽中；火邪炽盛，舌绛无苔者，合犀角地黄汤。

六、临证备要

在治疗的过程中，患者宜进食清淡流质或半流质饮食，忌辛辣厚腻食物。

七、预后转归

发热伴急性暴泻病情较轻者，多能治愈，部分患者不经治疗，仅予以饮食调养，亦可自愈；若病情较重，大便清稀如水而直下无度者，极易出现亡阴亡阳之危证，甚至导致死亡；少数急性暴泻患者，治疗不及时，迁延日久，易由实转虚，变为慢性久泻。

第十二章

发热伴黄疸

传染病导致的黄疸，在《中医急诊学》中称之为"急黄"，又称为"瘟黄"，以病势暴急凶险，面目、皮肤、小便骤然发黄，高热烦渴，甚则神昏、谵语或嗜睡为主要表现的危急重症，多由于感受湿热疫毒，肝体受损，疏泄不畅，胆汁逆入营血而致。

一、病因病机

（1）外感时邪：湿热疫毒之邪多由口鼻而入，毒入于里，郁而不达，深入膜原，气弱而不能束邪，湿热交蒸，疫毒内结，侵犯肝胆，胆体受损，肝失疏泄，胆失通降，胆汁内淤，渗入营血，弥漫三焦，充斥表里，而至面目、肌肤、小便俱黄。

（2）气血阴阳衰脱：久病羸弱或暴发重疾，耗气伤阴，气血亏虚；或遇有创伤，气血衰脱；或邪毒过胜，邪闭正衰，气血逆乱，阴阳不相维系，肝失所养，疏泄失职，胆汁溢入营血，发为急黄。

二、诊查思路

1. 望诊
望神：乱神患者表现为性格行为改变，或意识淡漠、模糊、嗜睡或谵妄、狂躁，提示病情危重。

望面色、肤色：目睛黄染为本病的重要特征。急黄多为黄色鲜明，属阳黄。

2. 闻诊
呼唤患者，听其应答反应、言谈举止异常，或胡乱应答，提示意识不清，病情危重；应答语音低弱，提示虚证；应答切题，语音洪亮，提示实证。

3. 切诊
切诊四肢：四肢厥冷，伴冷汗出为厥脱征象。

切诊腹部：腹软、无明显压痛为虚证，腹韧、疼痛拒按多实证。切触腹部无压痛点及包块（包括包块之质地、压痛、大小、边界是否清楚），可资诊断及鉴别诊断。

切诊寸口脉：阳黄者脉搏多弦数；脉搏沉迟或细缓则多为阴黄，病程迁延。

4. 问诊

先有发热，继而黄疸可能为传染性疾病，如病毒性肝炎。

5. 病情危重程度判断

天行疫病，以致发黄，起病急骤，病势凶险，黄疸迅速加深，伴高热烦渴，手足抽搐，神昏谵语，病情危重。

三、证候诊断

1. 毒热炽盛

主症：身目俱黄，迅速加深，尿黄且短少，烦渴或发热，烦躁，呕恶，大便溏或便秘。

舌脉：舌质红，苔黄而干或黄腻，脉滑数。

2. 邪在营血

主症：身目发黄，迅速加深，明显出血倾向，如衄血、皮肤发斑甚至呕血、便血等，烦躁，甚则神昏谵语。

舌脉：舌质红绛而干，舌苔黄燥，脉细数。

3. 阳虚湿阻

主症：皮肤、巩膜黄染，色泽不鲜明，面色无华，脘痞纳呆，腹胀便溏，倦怠神萎，肢冷浮肿，或见皮肤、巩膜黄染，晦暗不明，面色黧黑等。

舌脉：舌淡体胖或有瘀斑、瘀点，舌苔滑或白腻，脉沉濡缓或弦涩。

四、急救处理

（1）卧床、吸氧、监测生命体征。

（2）做好隔离工作，以防传染性疾病播散。

（3）监测患者神志、尿量，观察黄疸色泽变化。

（4）出现意识障碍者应限制蛋白质摄入，注意补充各种维生素及微量元素，肠道益生菌的补充十分重要。

（5）病情危重者应迅速开放静脉通道，根据不同证型，分别予清热解毒即退黄的茵栀黄注射液、醒脑开窍的醒脑净注射液、活血化瘀的丹参注射液及参麦、参附注射液静脉滴注。必要时可选择人工肝支持治疗。

五、分证论治

1. 毒热炽盛

治法：清热利湿，解毒退黄。

方药：茵陈蒿汤合黄连解毒汤加减。常用药：茵陈、大黄、栀子、黄连、黄芩、黄柏、虎杖、金钱草等。

加减：呕逆重者加竹茹；脘腹胀满者加枳实、厚朴。

2. 邪在营血

治法：清营凉血。

方药：清营汤合犀角地黄汤加减。常用药：水牛角、生地黄、赤芍、黄连、牡丹皮、丹参、玄参、金银花、连翘、仙鹤草等。

加减：神昏重者加石菖蒲；出血重者加血余炭、三七等。

3. 阳虚湿重

治法：温阳益气，利水渗湿。

方药：茵陈术附汤合真武汤加减。常用药：茵陈、苍术、白术、茯苓、泽泻、炮姜、肉桂、附片、陈皮、牛膝、大腹皮、金钱草等。

加减：如有瘀血之象可合用桃核承气汤。

六、临证备要

（1）正常人血清总胆红素 4 ~ 19μmol/L，超过 34.2μmol/L 时，巩膜、皮肤、黏膜和某些体液出现黄染现象。若血清胆红素已增高而临床未出现黄疸者称为隐性黄疸。

（2）黄疸可出现于多种疾病之中，临证时，除根据黄疸的色泽、病史、症状辨别其阴黄、阳黄外，尚应进行有关理化检查，区分肝细胞性、阻塞性或溶血性黄疸等的不同性质，明确病因，并采取相应的治疗措施。

（3）需注意病程的阶段性及病证的动态变化。在黄疸的治疗过程中，应区别病证偏表与偏里、湿重于热或热重于湿、阴黄或阳黄。阳黄有短、明、热的特征，即病程短，黄色鲜明，有烦热、口干、舌红、苔黄等热象；阴黄有长、暗、寒、虚的特征，即病程较长，黄色晦暗，常有纳少、乏力、便溏、心悸、气短等虚象和肢冷、畏寒、苔白、舌淡等寒象。

七、预后转归

急黄证，起病急骤，病情凶险，若年高体弱者患病，则易致邪陷心营而病情危重，预后差；若素体盛壮，若治疗及时者，亦可转危为安，或导致正气虚弱，正虚邪恋之阴黄证候。

第十三章

发热伴厥脱

厥脱证是以神志淡漠，甚者昏迷，气息微弱，面色苍白，四肢厥冷，大汗淋漓，口开手撒，脉微欲绝为主要表现的危重病。该证是由多种病因导致气血阴阳受损，脏气受伤，阴阳互不维系，欲脱欲离，络脉俱竭。本章节主要论述传染病中出现的厥脱证，当脱证出现时发热往往消失。

一、病因病机

（一）病因

厥脱证的病因复杂，传染病出现的厥脱证，概而论之，为邪毒内侵，内陷营血，邪闭正衰，气血逆乱，大汗、暴吐、暴泻、大失血之后，气随津脱，元气耗竭，终致阴损及阳，阳损及阴，以致阴阳不相维系，导致阴阳离决。

脱证多存在心脏内伤，如真心痛、心悸、胸痹。

（二）病机

（1）邪毒过盛，正气衰亡：外感疫疠毒邪，由表及里，蕴结化火成毒，毒热过盛，气血逆乱，正气衰亡，终致阴阳之气不相维系，发为脱证。

（2）失血失液，气随津脱：呕血、便血、大量失血，以致气随血脱，阳随阴亡；或饮食不洁之物，或攻下过猛，损伤脾胃，升降失常，清浊不分，暴吐暴泻，阴液大伤，气随津脱，阳随阴亡。

二、诊查思路

1. 望诊

望神：邪盛正衰的患者表现神情淡漠，烦渴躁妄，提示热毒内陷；气虚阳脱患者神情淡漠，面色晦暗无华，提示伤津失血亡阳；气虚阴脱患者面唇苍白，烦躁；

阴竭阳脱患者神情淡漠，目呆口张，瞳仁散大，面色晦暗无华，或低热烦躁，提示病情危重，需立即进入抢救程序。

望呼吸：脱证患者多见呼吸微弱、叹气样呼吸。若呼吸急促伴神志改变，可见于脱证发生之前的症状或邪盛、气虚阴脱的患者。

望面色肤色：邪盛正衰患者面色和肤色多呈现晦暗而红；面色和肤色苍白，应警惕阳脱现象；面唇苍白，伴有低热烦躁者，多提示气虚阴脱；阴竭阳脱的患者，面色晦暗无华，病情危重。

2. 闻诊

闻声音：呼唤患者听其应答反应，如无应答提示意识丧失，病情危重；应答语音低弱，提示虚证；应答语音洪亮，气粗息促，提示实证。

3. 切诊

切诊四肢：四肢厥冷，伴冷汗出提示气虚阳脱征象，需严密观察，积极抢救。汗出如油，肢厥不温，提示气虚阴脱。

切诊胸腹部：胸腹灼热，汗出如油，四肢厥冷提示邪气内盛，正气不足。身冷如冰提示阳气不足或阴竭阳脱。另外还需诊察腹部的软硬及是否存在压痛，腹软、无明显压痛多提示虚证，腹韧、疼痛拒按多提示实证。

切诊寸口脉：脉数、促提示邪气内盛；脉微欲绝提示阳气虚脱，脉细数多气阴虚衰。

4. 问诊

问诱因：厥脱证的病因较为复杂，常由一些基础疾病而导致厥脱证的发生，具体问诊内容可参考"诱因"部分。

问症状：具体问诊内容可参考"诊查思路"部分。尽量明确病史长短、病情控制情况及诊疗经过。

5. 病情危重程度判断

失神，面色苍白，全身湿冷，脉细数或脉微欲绝者病情危重。

三、证候诊断

1. 邪盛正衰

主症：神情淡漠，发热，烦渴躁妄，胸腹灼热，溺赤便秘，便下腐臭，喉中痰鸣，气粗息促，汗出如油，周身皮肤花斑，四肢厥冷。

舌脉：舌质绛，苔黄燥，脉数、促。

2. 气虚阳脱

主症：手足逆冷，无热畏寒，或身冷如冰，神情淡漠，尿少或遗溺，下利清谷，面色晦暗无华。

舌脉：舌淡苔白，脉微欲绝。

3. 气虚阴脱

主症：面唇苍白，低热烦躁，心悸多汗，汗出如油，口渴喜饮，尿少色黄，肢厥不温，皮肤花斑。

舌脉：舌体偏小，质绛，舌面少津，脉细数或沉微欲绝。

4. 阴竭阳脱

主症：神情淡漠，目呆口张，瞳仁散大，面色晦暗无华，舌卷囊缩，手足逆冷，或身冷如冰，尿少或遗溺，自利清谷，或低热烦躁，心悸多汗，口渴喜饮，尿少色黄，肢厥不温。

舌脉：舌淡或绛，舌面少津，苔厚或少苔，脉细数微欲绝。

四、急救处理

（一）一般处理

（1）快速开通液体通路，吸氧，畅通气道。

（2）监护患者生命体征、血氧饱和度、尿量，判断疾病危重度。

（3）非心源性疾病导致的脱证，首先快速补充晶体及胶体液扩容，尽快液体复苏。治疗相关疾病。

（二）综合救治

（1）益气养阴固脱，可选用生脉注射液或参麦注射液，或独参汤、生脉散煎汤鼻饲。益气回阳固脱，可选用参附注射液，或参附汤、四逆汤煎汤鼻饲。

（2）血管活性药物如多巴胺、去甲肾上腺素、肾上腺素等药物可以结合临床病情应用。

（3）针灸治疗：热毒内陷者针刺人中、百会、大椎、曲池、涌泉穴，或用三棱针点刺十宣、曲泽、委中出血。气虚阳脱者，艾灸神阙、气海、关元穴。

五、分证论治

1. 邪盛正衰

治法：泄热解毒开窍，益气养阴固脱。

方药：人参白虎汤或黄连解毒汤合生脉散。常用药物：生石膏、知母、人参、甘草、粳米、黄芩、黄连、栀子、黄柏、麦冬、五味子等。

加减：若见唇面指端发绀者，可加丹参、赤芍、红花、川芎等活血通络之品。若痰壅气滞者，宜豁痰行气，加用二陈汤，或用导痰汤加竹沥、姜汁、石菖蒲、郁金等治之。

2. 气虚阳脱

治法：益气回阳固脱。

方药：参附汤或四逆汤等。常用药物：人参、制附片、干姜等。

加减：病轻浅者当早用大剂独参汤浓煎频服，气固阳自回；冷汗者，加重制附片、山萸肉剂量，回阳救阴固脱。

3. 气虚阴脱

治法：益气养阴固脱。

方药：生脉散或固阴煎。常用药物：人参、熟地、黄精、山萸肉、黄芪、山药、麦冬、五味子、甘草等。

加减：可用大剂独参汤浓煎频服，使元气急固，防止气随阴脱；汗多者加大剂量山萸肉，以救阴固脱。

4. 阴竭阳脱

治法：敛阴益气，回阳救逆。

方药：生脉散合四逆汤。常用药物：人参、麦冬、五味子、制附片、干姜、山萸肉、生龙骨、生牡蛎等。

加减：病轻浅者当早用大剂独参汤浓煎频服，气固阳自回；阳随阴脱者加大剂量山萸肉，回阳固脱。

六、临证备要

（1）对厥脱证患者要加强护理，记录出入量、生命体征，监测血氧饱和度等，详细观察其病情变化。

（2）保持适当体位，保持呼吸道通畅，防止患者误吸。

（3）定时翻身、拍背，辅助排痰，防止压疮。

（4）在厥脱证救治过程中，液体极易伤及阳气，导致气虚阳微。温阳化气之法可以提高临床疗效。

七、预后转归

厥脱证一旦得到控制，患者生命体征稳定，往往需要转到专科治疗，最终预后取决于引起脱证的原发疾病。

疾病篇

第十四章

病 毒 感 染

第一节 流行性感冒

流行性感冒（简称流感）是流感病毒引起的急性呼吸道感染，主要通过空气中的飞沫、人与人之间的接触或与被污染物品的接触传播。一般秋冬季节是其高发期，所引起的并发症和死亡现象非常严重。该病是由流感病毒引起的，可分为甲（A）、乙（B）、丙（C）三型，甲型病毒经常发生抗原变异，传染性大，传播迅速，极易发生大范围流行。甲型 H1N1 也就是甲型的一种。本病具有自限性，但婴幼儿、老年人和存在心肺基础疾病的患者容易并发肺炎等严重并发症而导致死亡。

一、临床表现

潜伏期一般为 1 ~ 7 天，多数为 2 ~ 4 天。

临床表现分以下几种。

（1）单纯型流感：常突然起病，畏寒高热，体温可达 39 ~ 40℃，多伴头痛、全身肌肉关节酸痛、极度乏力、食欲减退等全身症状，常有咽喉痛、干咳，可有鼻塞、流涕、胸骨后不适等。颜面潮红，眼结膜外眦轻度充血。如无并发症呈自限性过程，多于发病 3 ~ 4 天后体温逐渐消退，全身症状好转，但咳嗽、体力恢复常需 1 ~ 2 周。轻症流感与普通感冒相似，症状轻，2 ~ 3 天可恢复。

（2）中毒型流感：表现为高热、休克、呼吸衰竭、中枢神经系统损害及弥散性血管内凝血（DIC）等严重症状，病死率高。

（3）胃肠型流感：除发热外，以呕吐、腹痛、腹泻为显著特点，儿童多于成人。2 ~ 3 天即可恢复。

二、诊断与鉴别诊断

（一）流感的诊断

根据流行病学史、临床表现及实验室检查即可做出诊断。流行及大流行期间可根据临床症状进行诊断，但流感早期散发病例要结合流行病学史、临床表现、实验室检查综合诊断。

（1）流行病学史：流行期间一个单位，或地区出现大量上呼吸道感染，患者或医院门诊上呼吸道感染患者明显上升。

（2）临床表现：出现急起畏寒、高热、头痛、头晕、全身酸痛、乏力等中毒症状，可伴有咽痛、干咳、流鼻涕、流泪等呼吸道症状。少数病例有食欲减退，伴有腹痛、腹胀、呕吐和腹泻等消化道症状。

（3）实验室检查

1）白细胞总数正常或降低，淋巴细胞增高。

2）从患者鼻咽分泌物中分离到流感病毒。

3）恢复期血清抗体效价增高4倍以上。

4）呼吸道上皮细胞病毒抗原检查阳性。

5）鼻咽分泌物经敏感细胞增殖1代后呈抗原阳性。

6）可用反转录聚合酶链反应（RT-PCR）检测病毒核酸。

（4）诊断分类

1）疑似病例：流行病学史，临床表现。

2）确诊病例：流行病学史，临床表现，实验室检查2）、3）、4）、5）中一条。

（二）鉴别诊断

（1）普通感冒：由多种病毒引起，多为散发，起病较慢，上呼吸道症状明显，全身症状较轻。感冒俗称伤风，又称急性鼻炎或上呼吸道卡他，是以鼻咽部卡他症状为主要表现。成人多为鼻病毒引起，次为副流感病毒、呼吸道合胞病毒、埃可病毒、柯萨奇病毒等。起病较急，初期有咽干、咽痒或烧灼感，发病同时或数小时后，可有喷嚏、鼻塞、流清水样鼻涕，2～3天后变稠。可伴咽痛，有时由于耳咽管炎使听力减退，也可出现流泪、味觉迟钝、呼吸不畅、声嘶、少量咳嗽等。一般无发热及全身症状，或仅有低热、不适、轻度畏寒和头痛。检查可见鼻黏膜充血、水肿、有分泌物，咽部轻度充血。如无并发症，一般5～7天痊愈。

（2）流感伤寒型钩体病：夏秋季多发，有疫水接触史，临床除发热外，腓肠肌压痛，腹股沟淋巴结肿大、压痛，实验室检查可通过显凝实验检测抗体，若抗体效价为1：400以上增高，考虑该病，通过血培养可诊断。

（3）链球菌性咽炎：咽部红肿，扁桃体肿大，有脓性分泌物，颌下淋巴结肿大，白细胞（WBC）、中性粒细胞增高。

（4）其他病毒性呼吸道感染：如副流感病毒、腺病毒感染要通过病原学检查来区别。

（5）支原体肺炎：也要通过病原学检查来区别。

三、核心病机

流感多属于中医"时行感冒"范畴，多突然暴发、迅速蔓延。此病邪有较强的传染性、流行性，致病力强，感染之后病情重、传变快，更符合疫邪致病的特点"邪盛谓之毒"，故命名为风热毒邪，是杂气，有特异性，属疫疠之气。感受此疫疠之气为流感的核心病机。

四、辨证论治

1. 轻症辨证治疗方案

风热犯卫

主症：发病初期，发热或未发热，咽红不适，轻咳少痰，无汗。

舌脉：舌质红，苔薄或薄腻，脉浮数。

治法：疏风清热。

参考方药：银翘散加减。常用药：金银花、连翘、桑叶、菊花、桔梗、牛蒡子、竹叶、芦根、薄荷、生甘草。

煎服法：水煎服，日一剂。

加减：苔厚腻者加藿香、佩兰；咳嗽重者加杏仁、炙枇杷叶；腹泻者加黄连、木香；咽痛重者加锦灯笼9g。

常用中成药：疏风清热类中成药如金花清感颗粒、疏风解毒胶囊、桑菊感冒片、双黄连口服液等。

2. 重症辨证治疗方案

（1）毒热壅肺

主症：高热不退，咳嗽重，少痰或无痰，喘促短气，头身痛；或伴心悸，躁扰不安。

舌脉：舌质红，苔薄黄或腻，脉弦数。

治法：解毒清热，泻肺活络。

参考方药：麻杏石甘汤加减。常用药：麻黄、生石膏、杏仁、粳米、知母、芦根、葶苈子、黄芩、贝母、生大黄、青蒿、赤芍、金银花、生甘草。

煎服法：水煎服，日一剂。

加减：持续高热加羚羊角粉；腹胀便秘加枳实、元明粉；咯血或痰中带血加生侧柏叶、仙鹤草、白茅根。

中药注射剂：喜炎平 500mg/d 或热毒宁注射剂 20ml/d。

（2）气营两燔

主症：高热难退，咳嗽有痰，喘憋气短，烦躁不安，甚至神志昏蒙，乏力困倦，唇甲色紫。

舌脉：舌质红绛或暗淡，苔黄或厚腻，脉细数。

治法：清气凉营，固护气阴。

参考方药：清营汤加减。常用药：羚羊角粉、生地、元参、黄连、生石膏、栀子、赤芍、紫草、丹参、西洋参、麦冬、竹叶。

煎服法：水煎服，日一剂。

加减：痰多加天竺黄；神志昏蒙加服安宫牛黄丸；大便秘结加生大黄；痰中带血加生侧柏叶、生藕节、白茅根。

中药注射剂：喜炎平 500mg/d 或热毒宁注射剂 20ml/d，参麦注射液 40ml/d。

3. 恢复期辨证治疗方案

气阴两虚，正气未复

主症：神倦乏力，气短，咳嗽，痰少，纳差。

舌脉：舌暗或淡红，苔薄腻，脉弦细。

治法：益气养阴。

参考方药：生脉饮加减。常用药：太子参、麦冬、五味子、丹参、贝母、杏仁、青蒿、炙枇杷叶、生薏米、白薇、焦三仙。

煎服法：水煎服，日一剂。

五、预防

流感在人与人之间传播能力很强，与有限的有效治疗措施相比积极防控更为重要。主要的预防措施如下。

（一）加强个人卫生知识宣传教育

（1）保持室内空气流通，流行高峰期避免去人群聚集场所。

（2）咳嗽、打喷嚏时应使用纸巾等，避免飞沫传播。

（3）经常彻底洗手，避免脏手接触口、眼、鼻。

（4）流行期间如出现流感样症状及时就医，并减少接触他人，尽量居家休息。

（5）流感患者应呼吸道隔离1周或至主要症状消失。患者用具及分泌物要彻底消毒。

（6）加强户外体育锻炼，提高身体抗病能力。

（7）秋冬气候多变，注意加减衣服。

（二）机构内暴发流行的防控

当流感已在社区内流行时，同一机构内如在 72 小时内有两人或两人以上出现流感样症状就应警惕，积极进行病原学检测。一旦确诊应要求患者入院治疗或居家休养，搞好个人卫生，尽量避免、减少与他人接触。当确认为机构内暴发后，应按《传染病防治法》及《突发公共卫生应急条例》的有关规定来执行。医院内感染暴发时，有关隔离防护等措施应参照相关技术指南的规定来执行。

（三）接种流感疫苗

接种流感疫苗是其他方法不可替代的最有效预防流感及其并发症的手段。

附　传染性非典型肺炎

传染性非典型肺炎为一种由 SARS 冠状病毒（SARS-CoV）引起的急性呼吸道传染病，世界卫生组织（WHO）将其命名为严重急性呼吸综合征。本病为呼吸道传染性疾病，主要传播方式为近距离飞沫传播或接触患者呼吸道分泌物。轻型患者临床症状轻。重症患者病情重，易出现急性呼吸窘迫综合征（ARDS），甚至导致死亡。

一、临床表现

潜伏期 1 ~ 16 天，常见为 3 ~ 5 天。

（一）早期

本期一般为病初的 1 ~ 7 天。起病急，以发热为首发症状，体温一般高于 38℃，半数以上的患者伴有头痛、关节肌肉酸痛、乏力等症状，部分患者可有干咳、胸痛、腹泻等症状；但少有上呼吸道卡他症状，肺部体征多不明显，部分患者可闻及少许湿啰音。胸部 X 线肺部阴影早在发病第 2 天即可出现，平均在 4 天时出现，95% 以上的患者在病程 7 天内出现。

（二）进展期

本期多发生在病程的 8 ~ 14 天，个别患者可更长。在此期，发热及感染中毒症状持续存在，肺部病变进行性加重，表现为胸闷气促、呼吸困难，尤其在活动后明显。胸部 X 线检查肺部阴影发展迅速，且常为多叶病变。少数患者（10% ~ 15%）出现 ARDS 而危及生命。

（三）恢复期

进展期过后，体温逐渐下降，临床症状缓解，肺部病变开始吸收，多数患者经 2 周左右恢复，可达到出院标准。肺部阴影的吸收则需要较长的时间。

二、诊断与鉴别诊断

（一）传染性非典型肺炎的诊断

国内已建立间接荧光抗体法（IFA）和酶联免疫吸附试验（ELISA）来检测血清中 SARS 病毒特异性抗体。IgG 型抗体在起病后第 1 周检出率低或检不出，第 2 周末检出率 80% 以上，第 3 周末 95% 以上，且效价持续升高，在病后第 3 个月仍保持很高的滴度。以 RT-PCR 法，检查患者血液、呼吸道分泌物、大便等标本中 SARS 冠状病毒的 RNA。

（二）鉴别诊断

SARS 的诊断必须排除其他可以解释患者流行病学史和临床经过的疾病。临床上要注意排除上呼吸道感染、流感、细菌性或真菌性肺炎、艾滋病合并肺部感染、军团菌病、肺结核、流行性出血热、非感染性间质性肺疾病、肺嗜酸性粒细胞浸润症、肺血管炎等呼吸系统疾患。

三、核心病机

本病的核心病机为疫毒之邪，由口鼻而入，主要病位在肺，亦可累及其他脏腑。其基本病机为邪毒壅肺、湿痰瘀阻、肺气郁闭、气阴亏虚。以发热为首发症状，伴极度乏力、干咳、呼吸困难。起病急，病情重，传变快。

四、辨证论治

（一）早期

1. 疫毒犯肺证

症状：初起发热，或有恶寒、头痛、身痛、肢困、干咳少痰，或有咽痛，乏力，气短，口干等。

舌脉：舌苔白，或黄，或腻，脉滑数。

治法：清肺解毒，化湿透邪。

参考方剂：银翘散及三仁汤加减。常用药：金银花、连翘、黄芩、柴胡、青蒿、白豆蔻、杏仁、生薏苡仁、沙参、芦根。

加减：无汗者加薄荷；热甚者加生石膏、知母；苔腻甚者加藿香、佩兰；腹泻者加黄连、炮姜；恶心呕吐者加制半夏、竹茹。

2. 疫毒壅肺证

症状：高热，汗出热不解，咳嗽少痰，胸闷气促，腹泻，恶心呕吐，或脘腹胀满，或便秘，或便溏不爽，口干不欲饮，气短，乏力，甚则烦躁不安。

舌脉：舌红或绛苔黄腻，脉滑数。

治法：清热解毒，宣肺化湿。

参考方剂：麻杏石甘汤加减。常用药：生石膏、知母、炙麻黄、金银花、杏仁、生薏苡仁、浙贝母、太子参、生甘草。

加减：烦躁、舌绛口干，有热入心营之势者加生地、赤芍、牡丹皮；气短、乏力、口干重者去太子参，加西洋参；恶心呕吐者加制半夏；便秘者加全瓜蒌、生大黄；脘腹胀满、便溏不爽者加焦槟榔、木香。

（二）进展期

1. 肺闭喘憋证

症状：高热不退或开始减退，呼吸困难、憋气胸闷，喘息气促，或有干咳、少痰、痰中带血；气短，疲乏无力；口唇紫暗。

舌脉：舌红或暗红，苔黄腻，脉滑。

治法：清热泻肺，祛瘀化浊，佐以扶正。

参考方剂：葶苈大枣泻肺汤合桑白皮汤加减。常用药物：葶苈子、桑白皮、黄芩、郁金、全瓜蒌、蚕沙、草薢、丹参、败酱草、西洋参。

加减：气短疲乏喘重者加山萸肉；脘腹胀满、纳差者加厚朴、麦芽；口唇发绀者加三七、益母草。

2. 内闭外脱证

症状：呼吸窘迫、憋气喘促、呼多吸少，语声低微，躁扰不安，甚则神昏，汗出肢冷，口唇紫暗。

舌脉：舌暗红苔黄腻，脉沉细欲绝。

治法：益气敛阴，回阳固脱，化浊开闭。

参考方剂：参附汤加减。常用药物：红参、炮附子、山萸肉、麦冬、郁金、三七。

加减：神昏者上方送服安宫牛黄丸；冷汗淋漓者加煅龙牡；肢冷者加桂枝、干姜；喉间痰鸣者加用猴枣散。

（三）恢复期

症状：胸闷、气短，神疲乏力，动则气喘；或见咳嗽，自觉发热或低热，自汗，焦虑不安，失眠、纳呆，口干咽燥。

舌脉：舌红少津，舌苔黄或腻，脉象多见沉细无力。

治法：益气养阴、化痰通络。

参考方剂：沙参麦冬汤加减。常用药物：党参、沙参、麦冬、生地、赤芍、紫菀、浙贝母、麦芽。

加减：气短气喘较重、舌暗者加三七、五味子、山萸肉；自觉发热或心中烦热、舌暗者加青蒿、山栀、牡丹皮；大便偏溏者加茯苓、白术；焦虑不安者加醋柴胡、香附；失眠者加炒枣仁、远志。

五、预防

1. 控制传染源

（1）疫情报告：我国已将SARS列入《中华人民共和国传染病防治法》2004年12月1日施行的法定传染病乙类首位，并规定按甲类传染病进行报告、隔离治疗和管理。发现或怀疑本病时，应尽快向卫生防疫机构报告。做到早发现、早隔离、早治疗。

（2）隔离治疗患者：对临床诊断病例和疑似诊断病例应在指定的医院按呼吸道传染病分别进行隔离观察和治疗。

（3）隔离观察密切接触者：对医学观察病例和密切接触者，如条件许可应在指定地点接受隔离观察，为期14天。在家中接受隔离观察时应注意通风，避免与家人密切接触，并由卫生防疫部门进行医学观察，每天测量体温。

2. 切断传播途径

（1）社区综合性预防：减少大型群众性集会或活动，保持公共场所通风换气、空气流通；排除住宅建筑污水排放系统瘀阻隐患。

（2）保持良好的个人卫生习惯：不随地吐痰，避免在人前打喷嚏、咳嗽、清洁鼻腔，且事后应洗手；确保住所或活动场所通风；勤洗手；避免去人多或相对密闭的地方，应注意戴口罩。

（3）医院应设立发热门诊，建立本病的专门通道。

3. 保护易感人群

保持乐观稳定的心态，均衡饮食，多喝汤饮水，注意保暖，避免疲劳，足够的睡眠及在空旷场所做适量运动等，这些良好的生活习惯有助于提高人体对SARS的抵抗能力。

第二节　病毒性肝炎

病毒性肝炎是由各种肝炎病毒引起的以肝损害为主的传染病，包括甲型病毒性肝炎（甲肝）、乙型病毒性肝炎（乙肝）、丙型病毒性肝炎（丙肝）、丁型病毒性肝炎（丁肝）、戊型病毒性肝炎（戊肝）等。临床上主要表现为乏力、食欲减退、厌油腻、恶心、腹胀、肝大及肝功能异常，部分病例出现黄疸，无症状感染者常见。急性病例多在 2～4 个月后恢复，乙型、丙型和丁型肝炎易变成慢性，少数可发展为肝硬化，甚至发生肝细胞癌，重型肝炎病死率高。

一、临床表现

潜伏期：甲肝 15～45 日（平均 30 日），乙肝、丁肝 30～180 日（平均 70 日），丙肝 15～150 日（平均 50 日），戊肝 10～75 日（平均 40 日）。甲肝、戊肝只表现为急性肝炎，乙肝、丙肝、丁肝可呈现急性或慢性肝炎表现，并有发展为肝硬化和肝细胞癌的可能。

根据临床表现及病情轻重分为急性肝炎、慢性肝炎、重型肝炎、淤胆型肝炎与肝炎肝硬化五种类型。

（一）急性肝炎

急性肝炎表现为近期内出现的、持续几天以上但无其他原因可解释的症状，常见症状为乏力、食欲不振、厌油腻、恶心、呕吐、右季肋部疼痛等，少数病例以发热、头痛、上呼吸道症状为主要表现。甲肝、戊肝起病较急，消化道症状较乙肝、丙肝为重，可伴有肝大并有压痛、肝区叩击痛，部分患者可有轻度脾大。

（二）慢性肝炎

急性肝炎病程超过半年，或原有乙肝、丙肝、丁肝或 HBsAg 携带史，本次又因同一病原再次出现肝炎症状、体征及肝功能异常者可以诊断为慢性肝炎。发病日期不明或虽无肝炎病史，但肝组织病理学检查符合慢性肝炎，或根据症状、体征、化验及 B 超检查综合分析，亦可做出相应诊断。肝炎症状常见有乏力、纳差、腹胀、尿黄、便溏，体征包括肝病面容、肝掌、蜘蛛痣、脾大等。

（三）重型肝炎（肝衰竭）

根据病情分为三型：急性重型肝炎（急性肝衰竭）、亚急性重型肝炎（亚急性肝衰竭）及慢性重型肝炎（慢性肝衰竭）。

（1）急性重型肝炎：又称暴发性肝炎，常有过度劳累、嗜酒、妊娠及合并感染、应用损伤肝药物等诱因，起病甚急，可有发热、食欲不振、恶心、频繁呕吐、极度乏力等明显的消化道及全身中毒症状；黄疸逐渐加深；肝进行性缩小；可有出血倾向、中毒性鼓肠、肝臭、少量腹水、急性肾衰竭（肝肾综合征）；起病 14 日以内出现不同程度的肝性脑病。患者多因脑水肿、脑疝、消化道出血或 DIC、肝和肾衰竭等死亡，病程不超过 3 周。患者凝血酶原活动度（PTA）低于 0.4 而排除其他原因。

（2）亚急性重型肝炎：又称亚急性肝坏死。急性黄疸型肝炎起病 15 日～24 周以内出现精神、神经症状者，属于此型。患者肝炎症状急剧增重，黄疸迅速加深 ≥ 171μmol/L，出现出血、腹水表现，肝性脑病多于疾病后期发生。本型病程较长，可达数月，患者多死于消化道出血、腹腔、肺部等处感染或肝衰竭。存活者近 1/3 发展为肝炎后肝硬化。其 PTA 也应低于 0.4。

（3）慢性重型肝炎：临床表现与亚急性重型肝炎相似，是在肝硬化基础上发生的亚急性重型肝炎，但有以下特点：①消化道症状不如亚急性重型肝炎明显；②昏迷比亚急性重型肝炎发生更晚，甚至在非疾病的临终期均不发生昏迷；③腹水出现早，且量大；④主要的死亡原因多为重型肝炎伴发的合并症，如消化道出血、全身各个部位的感染等，而很少直接死亡于肝衰竭。

（四）淤胆型肝炎

淤胆型肝炎主要表现为急性黄疸型肝炎较长期（2～4 个月或更长）肝内梗阻性黄疸，黄疸具有三分离特征，即消化道症状轻、谷丙转氨酶（ALT）上升幅度低、凝血酶原时间延长或 PTA 下降不明显而与黄疸重呈分离现象。临床有全身皮肤瘙痒及大便颜色变浅或灰白、肝大及梗阻性黄疸的实验室结果。

（五）肝炎肝硬化

肝硬化是慢性肝炎发展的结果，根据临床表现分为代偿期与失代偿期。

（1）代偿期肝硬化：一般属 Child-Pugh A 级，如白蛋白（ALB）≥ 35g/L，总胆红素（TBIL）≤ 35μmol/L，PTA > 0.6 等，可有轻度乏力、食欲减退或腹胀症状，ALT 和谷草转氨酶（AST）可异常，但尚无明显的肝功能失代偿表现，可有门静脉高压，如脾功能亢进及轻度食管-胃底静脉曲张破裂出血，无腹水和肝性脑病等。

（2）失代偿期肝硬化：一般属 Child-Pugh B、C 级，如 ALB ≤ 35g/L，白/球蛋白比值（A/G）< 1.0，TBIL ≥ 35μmol/L，PTA < 0.6 等。患者常发生食管-胃底静脉曲张破裂出血、肝性脑病、腹水等严重并发症，多有明显的肝功能失代偿。

二、诊断与鉴别诊断

（一）病毒性肝炎的诊断

1. 流行病学资料

秋冬季节或夏秋季节可出现肝炎流行高峰。食物和水型暴发流行资料均有利于甲肝和戊肝的诊断。有与乙肝患者密切接触史、家族史，特别是 HBV 感染的母亲所生婴儿及有注射、输血、使用血制品等历史，对乙肝和丙肝诊断有价值。

2.各型肝炎临床诊断标准

流行病学资料＋临床表现＋实验室检查综合考虑，并排除其他疾病。

（1）急性肝炎：①流行病学史，如密切接触史、不洁饮食史等。②症状，指近期内出现，持续几天以上，无其他原因可解释的症状，如乏力、食欲减退、恶心等。③体征，肝大并有压痛和叩痛，部分患者可有轻度脾大。④实验室检查，主要指ALT升高，或伴有血清胆红素 > 17.1μmol/L，或尿胆红素阳性，并排除其他原因引起的黄疸。⑤病原学检测阳性。凡实验室检查阳性，且流行病学史、症状和体征三项中有两项阳性或实验室检查及体征（或实验室检查及症状）均明显阳性，并排除其他疾病者可诊断为急性肝炎。凡单项血清 ALT 升高或仅有症状、体征，或有流行病学史及①、②、③3 项中有 1 项阳性者，均为疑似病例。对疑似病例应进行动态观察或结合其他检查（包括肝组织病理学检查）做出诊断。疑似病例如病原学诊断阳性，且除外其他疾病者可确诊。

（2）慢性肝炎：诊断标准同前临床表现所述。

（3）重型肝炎

1）急性重型肝炎：①以急性肝炎起病，出现极度乏力，明显消化道症状；②2周内迅速出现Ⅱ度以上肝性脑病；③肝浊音界进行性缩小，黄疸急剧加深至血清胆红素 ≥ 171μmol/L，或者尚未出现黄疸但有上述表现者；④ PTA 低于 0.4 并排除其他原因。

2）亚急性重型肝炎：以急性黄疸型肝炎起病，15 天 ~ 24 周出现极度乏力，消化道症状明显，黄疸迅速加深，每天上升 ≥ 17.1μmol/L，直至血清胆红素 ≥ 171μmol/L，同时 PTA 低于 0.4 并排除其他原因者。

3）慢性重型肝炎：临床表现及生化检查似亚急性重型肝炎，并证明有慢性肝炎发病基础下三项中的一项即可以诊断为慢性重型肝炎：①有慢性肝炎、肝硬化病史或慢性乙肝、丙肝病毒携带史半年以上；②虽无上述病史，但具有慢性肝病体征如肝掌、蜘蛛痣、脾大及生化检测改变，如丙种球蛋白升高，白 / 球蛋白比值下降或倒置等；③肝组织病理学有慢性肝炎的病理背景。

（4）淤胆型肝炎：起病类似于急性黄疸型肝炎，但消化道症状较轻，而皮肤瘙痒，粪便灰白，常有明显肝大，肝功能实验室检查血清胆红素明显升高，以直接胆红素为主，PTA > 0.6 或应用维生素 K 肌内注射一周后可升至 0.6 以上，血清胆汁酸浓度、γ－谷氨酰转移酶（γ-GT）、碱性磷酸酶（AKP）、胆固醇可明显升高，黄疸持续 3 周以上，并除外其他原因引起的肝内、外梗阻性黄疸者，可诊断为急性肝炎胆汁淤积型。

在慢性肝病基础上发生上述临床表现者，可诊断为慢性淤胆型肝炎。

（5）肝炎肝硬化：主要应根据肝组织学检查结果诊断。B 超结果可供参考。根据肝功能情况分为代偿期肝硬化与失代偿期肝硬化；根据肝炎活动情况分为活动性肝硬化与静止性肝硬化。

3. 病原学诊断

（1）甲肝：凡有以下情况任何一项可确诊为 HAV 近期感染。①血清抗 -HAV IgM 阳性；②病程中抗 -HAV 滴度（或抗 -HAV IgG）双份血清有 4 倍以上增长；③粪便经免疫电镜找到 HAV 颗粒，或用 ELISA 法检出 HAAg；④血清或粪便中检出 HAV　RNA。

（2）乙肝：以下现症 HBV 感染指标任何一项阳性可诊断为 HBV 感染。①血清 HBsAg 阳性；②血清 HBV　DNA 阳性；③血清抗 -HBc IgM 阳性；④肝内 HBcAg 阳性和（或）HBsAg 阳性，或 HBV DNA 阳性。

（3）丙肝：①急性丙型肝炎的诊断，临床符合急性肝炎，血清 HCV　RNA 和（或）抗 HCV 阳性；和（或）肝内 HCV　RNA 阳性，且无其他型肝炎病毒的急性感染标志。②慢性丙型肝炎的诊断，临床符合慢性肝炎，除外其他型肝炎，血清抗 -HCV 阳性，或血清和（或）肝内 HCV RNA 阳性。

（4）丁肝

1）急性丁肝：①急性 HDV、HBV 同时感染，急性肝炎者，除急性 HBV 感染标志阳性外，血清抗 -HDV IgM 阳性，抗 -HDV IgG 低滴度阳性；或血清和（或）肝内 HDVAg 及 HDV　RNA 阳性；② HDV、HBV 重叠感染，慢性乙肝患者和慢性 HBsAg 携带者，发生上述①中急性丁肝血清和（或）肝内阳性实验室检查者。

2）慢性丁肝：患者和慢性 HBsAg 携带者，血清抗 -HDV IgG 持续高滴度，HDV　RNA 持续阳性，肝内 HDV　RNA 和（或）HDVAg 阳性。

（5）戊肝：急性肝炎患者血清抗 HEV IgM 阳性，或抗 -IgG 阳性或由高至低，或斑点杂交法 /RT-PCR 法检测血清和（或）粪便 HEV 阳性。

（二）鉴别诊断

病毒性肝炎需与以下疾病相鉴别。有黄疸症状的患者要与其他原因引起的黄疸相鉴别，如溶血性黄疸、肝外梗阻性黄疸等，同时要与其他原因引起的肝炎相鉴别，如感染中毒性肝炎（细菌、立克次体、钩端螺旋体感染等）、酗酒和药物引起的肝损害等。急性重型肝炎应与其他原因引起的急性重型肝炎（如药物、毒物）和妊娠急性脂肪肝进行鉴别。

三、核心病机

本病多因脾湿内郁，复感湿热疫邪所致。湿热疫毒犯于脾胃，引起中焦转输、生化及升降功能障碍，毒气内泛侵犯于肝，致使肝气郁滞，复横逆脾胃，则见乏力、食欲不振、胃脘胀满、胁肋胀痛；如肝郁不解，气机闭塞，经络阻滞，气滞血瘀，则见胁肋积块固着不移，久渐气血凝结，积块硬痛，面色暗、瘀痣（蜘蛛痣）、舌紫、脉弦细；如脾气不升，胃气不降，肝气不能疏泄，则胆液不循常道而入血，溢于肌肤而发黄。

四、辨证论治

（一）急性肝炎：湿热蕴结

症状：身目发黄或不黄，伴乏力，纳呆呕恶，胁痛，厌油腻，口干苦，头身困重等。

舌脉：舌红，苔黄腻，脉弦滑。

治法：清热利湿，解毒祛邪，芳香化浊，理气活血，并根据具体情况随症加减。

参考方药：茵陈蒿汤等加减。常用药物：茵陈、栀子、大黄、茯苓、白术、泽泻。

用法：水煎服，日一剂。

加减：热重者可用茵陈蒿汤、栀子柏皮汤；湿重者可用茵陈五苓散、三仁汤；湿热并重者可用甘露消毒丹。

中成药：茵栀黄颗粒等。

注射剂：茵栀黄注射液等。

（二）慢性肝炎

1. 肝胆湿热

症状：胁肋胀痛，纳呆呕恶，厌油腻，口黏口苦，大便黏滞秽臭，尿黄，或身目发黄。

舌脉：舌苔黄腻，脉弦数或弦滑数。

治法：清热利湿，凉血解毒。

参考方药：茵陈蒿汤，酌加凉血解毒药。常用药物：茵陈、酒军、栀子、牡丹皮、赤芍、金钱草、郁金、紫草、玄参、半枝莲、板蓝根。

用法：水煎服，日一剂。

加减：湿偏盛者，加藿香、川朴、法半夏；热偏重者加黄芩、龙胆草，时作太息，右胁胀痛甚者，加柴胡、白芍、枳壳、甘草；口苦喜呕者，加竹茹、法半夏、黄芩。

2. 肝郁脾虚

症状：胸胁胀痛，情志抑郁，纳呆食少，脘痞腹胀，身倦乏力，面色萎黄，大便溏泻。

舌脉：舌质淡有齿痕，苔白，脉沉弦。

治法：疏肝解郁，健脾和中。

参考方药：逍遥散加减。常用药物：柴胡、白芍、当归、白术、茯苓、枳实、丹参、炙甘草。

用法：水煎服，日一剂。

加减：胁痛明显者，加郁金、元胡；胁痛固定、呈刺痛者，加桃仁、红花；脘痞腹胀甚者，加生麦芽、木瓜、佛手；气郁化火，口苦、舌红、脉弦数者，加栀子、牡丹皮；体倦乏力，舌淡脉虚者，加太子参。

（三）重型肝炎

急性、亚急性重型肝炎是临床常见的危重证候，其病机复杂，病情演变快，病死率高。目前急性、亚急性重型肝炎的治疗以综合疗法为主。由于中医治疗急性、亚急性重型肝炎缺少足够的、较系统深入的、公认的临床经验积累，故暂不拟出相应的辨证标准，仅对慢性重型肝炎的中医药治疗进行介绍。

1. 瘀热蕴毒

症状：身目黄染、或迅速加深，乏力纳差，口干，或鼻齿衄血，或皮肤瘀斑，胁下痞块，尿黄赤，大便不畅。

舌脉：舌质紫暗，瘀斑瘀点，舌下脉络增粗延长，脉弦或弦涩。

治法：清热解毒，凉血活血。

参考方药：茵陈蒿汤合犀角地黄汤加减。常用药物：茵陈、栀子、大黄、水牛角、生地黄、牡丹皮、赤芍。

用法：水煎服，日一剂。

2. 气虚瘀黄

症状：身目黄染，面色晦暗，乏力纳呆，腹胀，恶心呕吐，或有胁下痞块，尿黄，便溏。

舌脉：舌质暗胖有齿痕，脉弦涩。

治法：益气活血退黄。

参考方药：小建中汤合鳖甲煎丸加减。常用药物：鳖甲、桂枝、白芍、赤芍、生姜、大枣、黄芪、党参。

用法：水煎服，日一剂。

（四）淤胆型肝炎

1. 瘀热互结

症状：黄疸日久，皮肤瘙痒，右胁刺痛，口干咽燥，大便色浅，尿黄。

舌脉：舌质暗红，苔黄或腻，脉实有力。

治法：清热利湿活血。

参考方药：茵陈蒿汤合桃红四物汤加减。常用药物：茵陈、栀子、大黄、桃仁、红花、赤芍、川芎、当归、生地黄。

用法：水煎服，日一剂。

2. 寒湿瘀滞

症状：黄疸日久，色泽晦暗，皮肤瘙痒，胁肋不适，形寒肢冷，食少脘痞，小便黄，大便色浅。

舌脉：舌质暗淡，苔白，脉沉缓。

治法：温化寒湿，健脾活血。

参考方药：茵陈术附汤加减。常用药物：茵陈、白术、附子、干姜、肉桂、炙甘草。

用法：水煎服，日一剂。

（五）肝炎肝硬化：气虚血瘀

症状：腹大胀满，撑胀不甚，神疲乏力，少气懒言，不思饮食，头颈胸臂或有紫斑，或红痣赤缕。

舌脉：舌质暗淡，脉细无力。

治法：益气活血，软坚散结。

参考方药：鳖甲煎丸加减。常用药物：鳖甲、生黄芪、山药、人参、柴胡、芍药、牡丹皮、黄芩、半夏、阿胶、干姜、桂枝、厚朴、大黄、桃仁、露蜂房。

用法：水煎服，日一剂。

中成药：复方鳖甲软肝片等。

五、预防

采取综合防治措施防止肝炎传播，乙肝疫苗已被广泛采用。肝炎患者要实行隔离治疗。保护易感人群，对于有密切接触史的易感者可用中药预防。

第三节　传染性单核细胞增多症

传染性单核细胞增多症是一种由 EB 病毒感染所致的单核 – 巨噬细胞系统增生性疾病，临床以不规则发热、淋巴结肿大、咽痛、周围血液单核细胞增多、出现异常淋巴细胞为主要表现。经口密切接触为主要传播途径。病毒携带者和患者是本病的传染源。本病分布广泛，多呈散发性，亦可引起流行。发病以 15 ~ 30 岁的年龄组为多，6 岁以下多呈不显性感染，多为急性、自限性病程，预后良好。个别情况下正在持续不退或退而复现，并伴严重的血液系统疾病或间质性肺炎、视网膜炎等严重并发症，称为慢性活动性 EB 病毒感染。

一、临床表现

传染性单核细胞增多症潜伏期在儿童上多为 5 ~ 15 天，大多 10 天，成人多为 30 ~ 40 天。起病急缓不一，部分病例有前驱症状，表现为全身不适、乏力、头痛、畏寒、食欲不振、恶心呕吐等，一般不超过一周。该病主要症状有以下几种。

（1）发热：除极轻型的病例外，均有发热，体温为 38.5 ~ 40℃，可呈弛张、不规则或稽留型，热程自数日至数周。病程早期可有相对缓慢。

（2）淋巴结肿大：60% 的患者有浅表淋巴结肿大。全身淋巴结皆可被累及，以颈淋巴结最为常见，腋下、腹股沟次之，胸廓、纵隔、肠系膜淋巴结偶亦可累及。直径 1 ~ 4cm，呈中等硬度，分散而不粘连，无明显压痛，不化脓，两侧不对称，肿大淋巴结消退徐缓，通常在 3 周之内，偶可持续较长的时间。

（3）咽峡炎：约半数患者有咽、腭垂、扁桃体等充血、水肿或肿大，少数有溃疡或假膜形成。患者多有咽痛，腭部可见小出血点，牙龈也可肿胀，并有溃疡。喉及气管阻塞罕见。

（4）肝脾大：约 10% 病例有肝大，肝功能异常者可达 2/3，5% ~ 15% 出现黄疸。几乎所有病例均有脾大，大多仅在肋缘下 2 ~ 3cm，偶可发生脾破裂。

（5）皮疹：约 10% 的病例出现皮疹，呈多形性，偶呈出血性，多见于躯干部，常在起病后 1 ~ 2 周内出现，3 ~ 7 日消退，不留痕迹，未见脱屑。比较典型者为黏膜疹，表现为多发性针尖样瘀点，见于软、硬腭的交界处。

（6）神经系统症状：神经系统极少被累及，表现为急性无菌性脑膜炎、脑膜脑炎、脑干脑炎、周围神经炎等。预后大多良好，病情危重者痊愈后也多不留后遗症。

（7）其他：由于 EB 病毒感染可造成多脏器损害，因此少数病例可见心包炎、心肌炎、间质性肾炎、间质性肺炎及因淋巴组织坏死、溃疡而导致的胃肠道出血等。

二、诊断与鉴别诊断

（一）诊断

根据流行病学资料、临床表现及实验室检查结果，可做出诊断。

（1）流行病学资料：儿童及青壮年多见，6 岁以下小儿多呈急性或隐性感染，当出现局部流行时，对诊断有重要参考价值。

（2）临床表现：主要为发热、咽痛、颈部及其他部位淋巴结肿大、肝脾大、多形性皮疹、少数可出现神经系统症状。

（3）实验室检查：外周血异型淋巴细胞大于 10% 和嗜异性凝集试验阳性。对嗜异性凝集试验阴性者可测定特异性 EBV 抗体（VCA IgM、EA IgG）以助诊断。

（二）鉴别诊断

由于临床表现复杂多样，需注意与下列疾病相鉴别。如症状酷似传染性单核细胞增多症，而嗜异性凝集试验阴性，应与巨细胞病毒感染、弓形虫病鉴别；如发热突出，注意与流感、伤寒、风湿热等鉴别；出现黄疸应与甲肝鉴别；出现神经系统症状者，应与其他病毒性脑炎、脊髓炎鉴别；有淋巴结、肝脾大时应与白血病、结核病、霍奇金病鉴别；周围血象中淋巴细胞显著增高时，应与传染性淋巴细胞增多症鉴别。

三、核心病机

本病是由于机体正气不足，温热邪毒侵袭人体而致脏腑功能失调。温毒侵犯肺卫，正邪交争则见恶寒、发热、头痛、咽痛、咳嗽等卫表证候；小儿为纯阳之体，温毒侵袭极易化热化火，故见壮热不退、烦渴，毒热上攻则咽喉肿痛或糜烂，毒热灼津液为痰，流注经络则瘰疬丛生（淋巴结肿大）；痰热内盛煎熬血分，血脉瘀滞、瘀阻腹部则腹中积聚痞块（肝脾大）；热毒内陷心肝，引动肝风，则可见高热嗜睡，甚则严重者可见昏迷抽搐，毒热外发则见斑疹显露。

四、辨证论治

（一）初期：邪郁肺卫

症状：发热，微恶风寒，头身疼痛，咳嗽，鼻塞流涕，咽红或疼痛，颈部淋巴结肿大。

舌脉：舌质淡红、苔薄白，脉浮数。

治法：疏风宣肺，清热解毒。

参考方药：银翘散加减。常用药物：金银花、连翘、薄荷、桔梗、牛蒡子、鲜芦根、板蓝根、淡竹叶、甘草。

用法：水煎服，日一剂。

加减：咽喉红肿甚者，加射干、山豆根解毒利咽；咳重者加杏仁、桑白皮宣肺止咳；热甚者加黄芩、栀子清热解毒；淋巴结肿大明显者加夏枯草、赤芍、昆布活血软坚。

中成药：银翘类制剂等。

（二）极期：热毒炽盛

症状：壮热不退，烦躁不安，咽红面赤，口干唇红，颈腋腹股沟淋巴结肿大，大便干结，小便黄赤。

舌脉：舌红，苔黄，脉数。

治法：清热解毒散结。

参考方药：普济消毒饮加减。常用药物：黄芩、黄连、连翘、板蓝根、赤芍、玄参、马勃、夏枯草、牛蒡子。

用法：水煎服，日一剂。

加减：高热不退者加生石膏，可配合喉风散、西瓜霜片、草珊瑚片含服；淋巴结肿胀灼热甚者，加如意金黄散调醋外敷。如出现食少纳呆，身目发黄或恶心欲呕，胁肋胀满，肝脾大等毒郁肝胆表现者，可加茵陈、栀子、大黄、柴胡、白芍、郁金等；如若出现发热持续，夜热尤甚，心烦不宁，皮肤斑疹等热入营血表现者，可加生地、牡丹皮、淡竹叶、金银花、水牛角等，或选用清营汤加减。

（三）后期：气阴两虚

症状：神疲气短，咽燥，口渴，心悸，低热盗汗或五心烦热，失眠多梦，尿赤。

舌脉：舌红，少苔或无苔，脉细数无力。

治法：养阴透热，益气生津。

参考方药：竹叶石膏汤加减。常用药物：生石膏、淡竹叶、麦冬、沙参、天花粉、姜半夏、甘草。

用法：水煎服，日一剂。

加减：低热不退者，加青蒿、知母；心烦失眠者，加酸枣仁、夜交藤；气虚明显者，加人参、黄芪；大便干结者，加生地、火麻仁。

五、预防

该病尚无有效的预防措施。急性期患者应予以呼吸道隔离，其鼻咽分泌物应予以消毒处理。EB病毒疫苗的开发，受到不同EB病毒相关疾病所特有表型的限制。应用重组DNA技术制备的新疫苗正在研究中。

第四节 病毒性出血热

流行性出血热

流行性出血热，又称为肾综合征出血热，由汉坦病毒引起，以几种鼠类为主要传染源的自然疫源性疾病。它主要由于接触宿主动物及其排泄物经皮肤、消化道或呼吸道传播，也可能经螨媒传播。典型病例有发热、出血和肾脏损害，人群对该病普遍易感，病后有持久免疫力。

一、临床表现

潜伏期为4～6日，一般为7～14日，以2周为多见。

典型病例起病急骤，没有明显的前驱症状，临床可见发热、出血和肾脏损害三类主要症状，可表现为发热期、低血压休克期、少尿期、多尿期和恢复期五期。非典型病例可出现跃期或交叉重叠现象。跃期者一般病情较轻，病程短，预后较好；交叉重叠者一般病情较重，持续时间长，预后差。

（1）发热期：起病急骤，主要表现为发热、全身中毒症状、充血、出血、渗出体征和肾脏损害。"三痛"（头痛、腰痛、眼眶痛）、"三红"（面部、颈部、前胸潮红）为该病的特征之一。

（2）低血压休克期：低血压休克期多在发热第 4 ~ 6 日出现，迟者第 8 ~ 9 日出现，表现为体温下降，其他症状加重，出现低血压或休克，持续数小时至数日不等。休克早期四肢温暖，晚期由于血容量不断下降，出现面色苍白、口唇及肢端发绀、四肢厥冷、脉搏细弱、意识障碍等症状。少数顽固性休克者可发生脑水肿、DIC、ARDS 和急性肾衰竭等并发症。

（3）少尿期：少尿期多发生于第 5 ~ 8 日，持续 2 ~ 5 日，24 小时尿量 <1000ml 为少尿倾向，<400ml 为少尿，<100ml 为无尿。尿色可呈棕褐色，甚则血色，重者尿中可有膜状物。肾脏功能障碍者可出现尿毒症、氮质血症、酸中毒、水电解质紊乱，亦可伴有高血容量综合征，表现为血压升高、脉压增大、心音亢进、血液稀释，甚则出现肺水肿、心力衰竭、脑水肿等症状。此期出血现象加重，并发症较多，病死率较高。

（4）多尿期：度过少尿期后，若尿量每 24 小时增至 500 ~ 2000ml 为少尿向多尿移行阶段，尿量超过 2000ml/24h 为进入多尿期。而本病是否有多尿期，则以尿量是否达 3000ml 以上为依据。

（5）恢复期：病后 3 ~ 4 周开始恢复，尿量减至每日 2000ml 以下，肌酐、尿素氮降至正常，症状逐渐消失，但复原需数月。

二、诊断与鉴别诊断

（一）出血热的诊断

（1）疑似病例：符合出血热"三痛""三红"等临床表现，有流行病学史，或有实验室检查发现，尿蛋白阳性且迅速增加、血小板减少并出现异型淋巴细胞者。

（2）临床诊断病例：符合出血热临床表现，有流行病学史，并有实验室检查数据。①早期尿中出现蛋白，且迅速增多，有红细胞、管型或膜状物。②血常规：早期白细胞总数正常或偏低，随着病程进展逐渐增高，淋巴细胞增多，并出现异型淋巴细胞，血小板数下降。③血生化检查：血尿素氮（BUN）或非蛋白氮（NRN）升高。

（3）确诊病例：疑似或临床诊断病例，经血或尿特异性抗原检测阳性，血清特异性 IgM 抗体阳性或双份血清特异性 IgG 抗体 4 倍增高者（间隔 1 周）。

（二）重症出血热的诊断

有下列情况之一者为重症患者：①难治性休克；②出血现象严重，有重要脏器出血；③肾脏损害极为严重，少尿期 >5 日或尿闭 2 日以上，或尿素氮 >42.84mmol/L（120mg/dl）以上；④心力衰竭、肺水肿；⑤中枢神经系统并发症；⑥严重继发感染；⑦其他严重并发症。

（三）鉴别诊断

（1）流行性斑疹伤寒：地质工作者、旅游者和生活卫生条件差者易感，流行于冬春两季，表现为持续高热、剧烈头痛，有中枢神经系统症状、一过性低血压，但是没有渗出体征，皮疹数量较多，肾脏损害较轻，仅有一过性蛋白尿。

（2）钩端螺旋体病：多发生于夏秋季节，有疫水接触史，表现为高热、乏力、腓肠肌疼痛。体格检查见全身浅表淋巴结肿大和压痛，腓肠肌压痛。外周血异形淋巴细胞少见，血清学检查和病原体分离阳性。

（3）败血症：常有原发病灶，寒战、高热，全身中毒症状重，可见散在出血点、出血斑，但没有渗出体征。外周血白细胞升高，以中性粒细胞为主，无异形淋巴细胞，血培养阳性可确诊。

三、核心病机

该病的核心病机为热毒炽盛，迫血妄行，瘀阻络脉。热毒炽盛，故见高热、面赤、颈胸潮红、口渴、热毒郁闭经脉故见头身疼痛；热入营血，则见斑疹隐隐、热厥神昏；热邪迫血妄行则表现为出血；营血被热毒煎熬，形成瘀热互结之势，损及络脉，累及脏真，故见水肿少尿甚则关格。

四、辨证论治

（一）发热期

舌脉：舌红苔白或黄腻，脉数。

治法：清热解毒，凉血散血。

参考方药：清瘟败毒饮加减。常用药物：水牛角、生地、赤芍、玄参、淡竹叶、紫草、牡丹皮、知母、黄芩、丹参、板蓝根、生石膏、白茅根。

用法：水煎服，日 1～3 剂。

（二）热厥期

舌脉：舌红，脉沉细无力。

治法：清热凉血，益气养阴。

参考方药：犀角地黄汤和生脉饮加味。常用药物：犀角、生地、赤芍、牡丹皮、麦门冬、紫草、西洋参、五味子、川芎、生甘草、丹参、板蓝根。

用法：水煎服，日1～3剂。

（三）瘀热伤肾期

舌脉：舌质红绛，苔黄腻或光剥，脉弦数。

治法：泻热逐瘀，疏通肾络。

参考方药：加味桃仁承气汤。常用药物：桃仁、桂枝、赤芍、王不留行、大黄、玄明粉、丹参、炒枳壳、水蛭、青黛。

用法：水煎服，日一剂。

（四）多尿期及恢复期

舌脉：舌嫩红，苔薄少，脉细弱。

治法：补肾固摄。

参考方药：参麦地黄汤加味。常用药物：北沙参、麦门冬、生地、怀山药、五味子、茯苓、泽泻、牡丹皮、山茱萸、桑螵蛸、覆盆子、旱莲草。

用法：水煎服，日一剂。

五、预防

灭鼠，接种疫苗。对感染患者的血、尿，宿主动物排泄物及其污染器物和死鼠等，均应进行消毒处理。

汉坦病毒肺综合征

汉坦病毒肺综合征（Hantavirus pulmonary syndrome，HPS）是由新型汉坦病毒引起的急性传染病，主要通过接触鼠类排泄物传播。北美、南美流行较广，中国少见。临床以双侧肺弥漫性浸润、间质性水肿、呼吸困难、窘迫、衰竭及病死率高为特征，常可出现心功能不全，重者常因心源性休克而致死，也有学者将该病称为汉坦病毒心肺综合征（Hantavirus cardiopulmonary syndrome，HCPS）。该病病死率高达40%～60%，预后较差。

一、临床表现

本病起病急骤，潜伏期为9～33天，平均14～17天。

HPS是一种全身性疾病，临床表现多样。典型的HPS分为三期，即前驱期、心肺期、恢复期。

（1）前驱期：常表现为高热、恶寒、肌痛、进行性血小板减少，并伴有头痛、背痛、乏力等中毒症状，亦可伴有恶心、呕吐、腹泻、腹痛等胃肠症状。发热一般为 38 ~ 40℃。以上症状持续短者 12 小时，长者数日，少数病例可持续 > 1 周。

（2）心肺期：多数于 2 ~ 3 天后迅速出现咳嗽、气促和呼吸窘迫。体检可见呼吸增快，常 > 20 ~ 28 次 / 分；心率增快，达 100 ~ 120 次 / 分；肺部可闻及粗大或细小湿啰音，少数患者出现胸腔积液或心包积液。重症患者可出现低血压、休克、心力衰竭及窦性心动过缓或窦性心动过速等心律失常。

多数患者从起病至死亡的平均时间为 7 天，死亡患者多数由于肺水肿和严重低血压休克，并发窦性心动过缓、传导阻滞、室性心动过速或心室颤动。一般呼吸衰竭持续 1 周左右，如能度过呼吸衰竭期，患者逐渐进入恢复期。

（3）恢复期：呼吸平稳，缺氧得到纠正，体力可逐渐恢复。少数患者仍可见持续低热、乏力。

二、诊断与鉴别诊断

（一）诊断

明确诊断依靠病原学检测，如检测 HPS 相关病毒的抗体或 RNA 阳性。临床诊断主要根据临床症状和辅助检查。临床症状如发热、头痛、肌痛，并迅速出现 ARDS。辅助检查常见的异常如下。

（1）血常规：白细胞计数升高，最高可达（30 ~ 65）× 10^9/L，中性粒细胞明显升高，核左移，出现免疫母细胞样异型淋巴细胞、晚幼粒细胞和（或）中幼粒细胞，血小板明显减少。重症病例病程中常出现血液浓缩，红细胞和血红蛋白升高，血细胞比容增大。

（2）生化检查：AST 和 ALT 升高及低蛋白血症；乳酸脱氢酶（LDH）和肌酸激酶常呈 2 ~ 5 倍增高。

（3）凝血功能：全血部分凝血活酶时间和凝血酶原时间延长，少数患者纤维蛋白降解物升高，但纤维蛋白原正常。

（4）肺动脉楔状压：动脉导管检查肺动脉楔状压偏低，心指数明显减低，提示非心源性肺水肿。

（5）支气管镜：气管内吸出物总蛋白、清蛋白和乳酸脱氢酶测定，均明显增高，甚至达到或超过血清水平。

（6）免疫学检查：RT-PCR 法能检出血清、血浆或单个核细胞中的病毒RNA，还可用于病毒基因分型。

（7）胸部 X 线检查：可见双肺间质出现浸润影或间质和肺泡均出现浸润影，部分患者可见胸腔积液和心包积液。

（二）鉴别诊断

该病发病早期要与流感、细菌性肺炎、败血症和钩端螺旋体病等相鉴别。

（1）流感：患者以全身中毒症状为主，寒战、高热，伴有全身不适、肌肉酸痛、关节痛，咽痛和咳嗽很常见，儿童、老年人及身体衰弱者，可并发肺炎，在临床上和 HPS 容易混淆，确诊依赖鼻咽分泌物核酸检测或血清抗体检测。

（2）细菌性肺炎：重症细菌性肺炎和 HPS 在临床表现上较难区分。细菌性肺炎咳嗽、咳痰症状明显，一般表现为肺泡炎症，可为大叶性肺炎，也可为小叶性肺炎，而 HPS 多为干咳，肺部为弥漫性间质浸润，抗生素治疗无效。

三、核心病机

本病中医缺乏实践经验，从中医理论来认识本病，其核心病机为温热之邪侵入卫分，内舍于肺，致使肺气郁闭。温热之邪侵袭卫分，故可见高热、恶寒、身疼、咽痛，邪气留连卫分不能外解，则内舍于肺，故见咳嗽、喘促，甚则张口抬肩。

四、辨证论治

（一）前驱期：热毒内蕴证

舌脉：舌红或红绛，苔黄少津，脉洪大。
治法：清热解毒，凉血活血。
参考方药：银翘散加减。常用药物：金银花、连翘、栀子、竹叶、荆芥、薄荷（后下）、赤芍、桔梗、芦根、桑白皮、牡丹皮。
用法：水煎服，日一剂。
加减：高热伴咳嗽者可加石膏、杏仁、葶苈子等。

（二）心肺期：肺气不降，热毒内盛

舌脉：舌红，苔黄腻或黄燥，脉滑数。
治法：泄肺平喘，清热凉血。
参考方药：宣白承气汤加减。常用药物：生石膏、生大黄、杏仁、瓜蒌、天竹黄、犀角、生地、赤芍、牡丹皮。
用法：水煎服，日一剂。

（三）恢复期：余邪未尽，气阴两伤

舌脉：舌淡红，苔白腻，脉虚数。

治法：清化湿热，健脾和胃。

参考方药：竹叶石膏汤合生脉饮加减。常用药物：竹叶、南沙参、生薏米、生山药、半夏、芦根、麦冬、砂仁、西洋参、生甘草。

用法：水煎服，日一剂。

五、预防

本病目前尚无合适的疫苗，应注重防鼠灭鼠，注意个人卫生，避免接触鼠类及其排泄物。

埃博拉出血热

埃博拉出血热是由埃博拉病毒（Ebola virus）引起的一种急性出血性传染病，主要通过接触患者或感染动物的血液、体液、分泌物和排泄物及其污染物等而感染。本病于1976年在非洲首次发现，主要在乌干达、刚果、加蓬、苏丹、科特迪瓦、南非、几内亚、利比里亚、塞拉利昂、尼日利亚等非洲国家流行。埃博拉出血热病死率高，可达50% ~ 90%。90%死亡患者是在发病后7 ~ 14天死亡，死于出血、多脏器功能障碍等。

一、临床表现

本病潜伏期为2 ~ 21天，一般为5 ~ 12天。感染埃博拉病毒后可不发病或呈轻型，非重病患者发病后2周逐渐恢复。急性期并发症有心肌炎、细菌性肺炎等。由于病毒持续存在于精液中，也可引起睾丸炎、睾丸萎缩等迟发症。在病程第5 ~ 7日可出现麻疹样皮疹，以肩部、手心和脚掌多见，数天后消退并脱屑，部分患者可较长期地留有皮肤的改变。

（1）急性发热期：患者通常为急性起病，临床表现为高热、畏寒、头痛、肌痛、恶心、结膜充血及相对缓脉。发病2 ~ 3天后可有恶心、呕吐、腹痛、腹泻、黏液便或血便等表现，半数患者可有咽痛及咳嗽。

（2）极期：大多数患者在发病后4 ~ 5天进入极期，发热持续并出现神志的改变，如谵妄、嗜睡等。重症患者在发病数日可出现不同程度的出血倾向，有咯血，鼻、口腔、结膜、胃肠道、阴道及皮肤出血或血尿，病后第10日为出血高峰，50%以上的患者出现严重的出血，并可因出血、肝肾衰竭及致死性并发症而死亡。患者最显著的表现为低血压、休克和面部水肿，还可出现DIC、电解质和酸碱的平衡失调等。90%的死亡患者在发病后12天内死亡（7 ~ 14天）。

二、诊断与鉴别诊断

（一）埃博拉出血热的诊断依据

根据流行病学史、临床表现及实验室检查结果，可做出埃博拉出血热的诊断。

（1）流行病学资料：来自于疫区，或3周内有疫区旅行史，或有与患者、感染动物接触史。

（2）临床表现：起病急、发热、牙龈出血、鼻出血、结膜充血、淤点和紫斑、血便及其他出血症状；头疼、呕吐、恶心、腹泻、全身肌肉或关节疼痛等。

（3）实验室检查：①病毒抗原阳性；②血清特异性 IgM 抗体阳性；③恢复期血清特异性 IgG 抗体滴度比急性期有4倍以上增高；④从患者标本中检出埃博拉病毒 RNA；⑤从患者标本中分离到埃博拉病毒。

（二）埃博拉出血热的诊断

本病的诊断依据流行病学史、临床表现和实验室检查。

（1）疑似病例：具有上述流行病学史和临床表现。

（2）确诊病例：疑似病例基础上具备诊断依据中实验室检查任一项检测阳性者。

（三）鉴别诊断

本病需要和以下疾病进行鉴别诊断。马尔堡出血热、克里米亚刚果出血热、拉沙热和肾综合征出血热等病毒性出血热等伤寒相鉴别；与恶性疟疾相鉴别；与病毒性肝炎、钩端螺旋体病、斑疹伤寒、单核细胞增多症等相鉴别。

三、核心病机

本病中医缺乏实践经验，从中医理论来认识本病，其本病主要是由于人体正气不足，外感温热疫毒之邪，内陷营血所致。休克期，则多为瘀热内闭，气阴欲脱或兼阳气欲脱；恢复期则属于正虚邪恋。

四、辨证论治

（一）急性发热期

1. 卫气同病

临床表现：起病急，高热、畏寒、极度乏力、头痛、肌痛、咽痛、目赤，或伴恶心、呕吐、腹泻等。

治法：清热解毒透邪。

参考方药：银翘散合升降散、葛根芩连汤加减。常用药物：金银花、连翘、牛蒡子、荆芥、僵蚕、姜黄、蝉衣、黄连、葛根、黄芩、生甘草。

用法：水煎服，日一剂。

加减：恶心、呕吐、腹痛、腹泻加用半夏、藿香、白头翁、炒槐花等；肝功能损害者加用茵陈、败酱草、垂盆草、鸡骨草等。

中成药：疏风解毒胶囊、银翘解毒系列制剂、双黄连口服液、连花清瘟胶囊、抗病毒口服液等。

注射剂：喜炎平、热毒宁、痰热清、清开灵等注射液。

2. 气营两燔

临床表现：高热不退，皮肤黏膜出现皮疹或瘀斑，腹痛、腹泻或伴血便，可伴少尿、谵妄等。

治法：清气凉营，透热转气。

参考方药：清瘟败毒饮、升降散加减。常用药物：生石膏、生地、水牛角、牡丹皮、板蓝根、赤芍、炒栀子、白茅根、白头翁、元参、黄芩、黄连、僵蚕、蝉蜕、生甘草。

用法：水煎服，日一剂。

加减：尿少者加用麦冬、桃仁、怀牛膝、猪苓、大黄等；谵妄、神志模糊者可加用安宫牛黄丸。

中成药：片仔癀、清开灵口服系列等。

注射剂：血必净、喜炎平、热毒宁、痰热清、醒脑静、清开灵等注射液。

（二）极 期

1. 热入血分

临床表现：热势不退，皮肤瘀斑加重，多出现鼻衄、呕血、咯血、血尿、便血等多部位出血。

治法：清热解毒，凉血止血。

参考方药：凉血地黄汤加减。常用药物：水牛角、牡丹皮、赤芍、生地、三七粉、白茅根、槐花、地榆炭、仙鹤草、小蓟、炒栀子、郁金。

用法：水煎服，日一剂。

中成药：片仔癀、清开灵口服液等。

注射剂：血必净、喜炎平、热毒宁、痰热清等注射液。

2. 内闭外脱

临床表现：出血持续不止，并出现谵妄，昏迷，四肢厥冷、面部水肿、尿少等。

治法：清热解毒，开窍固脱。

参考方药：生脉饮加减，冲服安宫牛黄丸。常用药物：西洋参、麦冬、五味子、青皮、黄芪、炮附子、黄连、山萸肉、石菖蒲、郁金、玉竹。

用法：水煎服，日一剂。

注射剂：生脉、参附、醒脑静注射液等。

五、预防

（一）控制传染源

严格隔离疑诊病例和患者，应收入负压病房隔离治疗。对其排泄物及污染物品均严格消毒。

（二）切断传播途径

（1）严格规范污染环境的消毒工作。
（2）严格标本采集程序。
（3）病毒的分离和培养应在 P4 级安全实验室中进行。

（三）保护易感人群

加强个人防护，使用防护装备。

登 革 热

登革热是由登革病毒（病原）引起的急性传染病，主要通过埃及伊蚊或白纹伊蚊叮咬传播（传播途径）。登革热广泛流行于全球热带及亚热带地区，疫区人群普遍易感，但感染后仅有部分人发病（流行病学）。登革热是一种自限性疾病，通常预后良好。少数患者发展为重症登革热，重症病例可因重要脏器功能衰竭死亡（预后）。

一、临床表现

登革热的潜伏期一般为 3 ~ 15 天，多数 5 ~ 8 天。

登革病毒感染可表现为无症状隐性感染、非重症感染及重症感染等。登革热是一种全身性疾病，临床表现复杂多样。典型的登革热病程分为三期，即急性发热期、极期和恢复期。根据病情严重程度，可将登革热感染分为普通登革热和重症登革热两种临床类型。

（一）急性发热期

患者通常急性起病，首发症状为发热，可伴畏寒，24 小时内体温可达 40℃。部分病例发热 3 ~ 5 天后体温降至正常，1 ~ 3 日后再度上升，称为双峰热型。发热时可伴头痛，全身肌肉、骨骼和关节疼痛，明显乏力，并可出现恶心、呕吐、腹痛、腹泻等胃肠道症状。

急性发热期一般持续 2 ~ 7 天。于病程第 3 ~ 6 天在颜面四肢出现充血性皮疹或点状出血疹。典型皮疹为见于四肢的针尖样出血点及"皮岛"样表现等，可出现不同程度的出血现象，如皮下出血、注射部位瘀点瘀斑、牙龈出血、鼻衄及束臂试验阳性等。

（二）极期

部分患者高热持续不缓解，或退热后病情加重，可因毛细血管通透性增加导致明显的血浆渗漏，严重者可发生休克及其他重要脏器损伤等。

极期通常出现在疾病的第3~8天。患者出现腹部剧痛、持续呕吐等重症预警指征往往提示极期的开始。

在血浆渗漏发生前，患者常常表现为进行性白细胞减少及血小板计数迅速降低。不同患者血浆渗漏的程度差别很大，如球结膜水肿、心包积液、胸腔积液和腹水等。红细胞比容（HCT）升高的幅度常常反映血浆渗漏的严重程度。

如果血浆渗漏造成血浆容量严重缺乏，患者可发生休克。长时间休克患者可发生代谢性酸中毒、多器官功能障碍和（DIC）。

少数患者没有明显的血浆渗漏表现，但仍可出现严重出血如皮下血肿、消化道大出血、阴道大出血、颅内出血、咯血、肉眼血尿等；部分病例可出现胸闷、心悸、头晕、端坐呼吸，气促、呼吸困难，头痛、呕吐、嗜睡、烦躁、谵妄、抽搐、昏迷、行为异常、颈强直，腰痛、少尿或无尿，黄疸等严重脏器损害的表现。

（三）恢复期

极期后的2~3天，患者病情好转，胃肠道症状减轻，进入恢复期。部分患者可见针尖样出血点，下肢多见，可有皮肤瘙痒。白细胞计数开始上升，血小板计数逐渐恢复。

二、诊断与鉴别诊断

（一）登革热的诊断

根据流行病学史、临床表现及实验室检查结果，可做出登革热的诊断。在流行病学史不详的情况下，根据临床表现、辅助检查和实验室检测结果做出诊断。

（1）疑似病例：符合登革热临床表现，有流行病学史（发病前15天内到过登革热流行区，或居住地有登革热病例发生），或有白细胞和血小板减少者。

（2）临床诊断病例：符合登革热临床表现，有流行病学史，并有白细胞、血小板同时减少，单份血清登革病毒特异性 IgM 抗体阳性。

（3）确诊病例：疑似或临床诊断病例，急性期血清检测出 NS1 抗原或病毒核酸，或分离出登革病毒或恢复期血清特异性 IgG 抗体阳转或滴度呈 4 倍以上升高。

（二）重症登革热的诊断

有下列情况之一者：①严重出血包括皮下血肿、呕血、黑便、阴道流血、肉眼血尿、颅内出血等；②休克；③重要脏器功能障碍或衰竭，肝脏损伤 [ALT 和（或）AST > 1000 IU/L]、ARDS、急性心力衰竭、急性肾衰竭、脑病（脑炎、脑膜脑炎）等。

（三）鉴别诊断

登革热的临床表现多样，注意与下列疾病相鉴别。与发热伴出血疾病如基孔肯雅热、肾综合征出血热、发热伴血小板减少综合征等鉴别；与发热伴皮疹疾病如麻疹、荨麻疹、猩红热、流脑、斑疹伤寒、恙虫病等鉴别；有脑病表现的病例需与其他中枢神经系统感染相鉴别；白细胞及血小板减低明显者，需与血液系统疾病鉴别。

三、核心病机

本病核心病机为暑、湿、毒邪内蕴，扰动营血，耗伤气阴。湿邪阻滞经络则见疲乏、身痛、骨节烦疼，湿邪阻滞三焦气机则见胃纳呆钝，甚则呕逆、泄泻；暑湿毒三邪交织则见高热反复，热动营血则见斑疹隐隐、甚则出血。

四、辨证论治

（一）急性发热期：湿热郁遏，卫气同病

舌脉：舌红，苔腻或厚，脉濡或滑数。
治法：清暑化湿，解毒透邪。
参考方药：甘露消毒丹、达原饮等加减。常用药物：香薷、藿香、葛根、青蒿（后下）、羌活、白蔻仁、半夏、滑石（包煎）、赤芍、茵陈、草果、生甘草。
用法：水煎服，日一剂。
加减：见皮疹者加紫草；口渴者加生地；发热明显者加柴胡。
中成药：藿香正气系列制剂等。
注射剂：可使用热毒宁、痰热清、清开灵、血必净注射液等。

（二）极期

1. 毒瘀交结，扰营动血
舌脉：舌红，苔黄欠津，脉洪大或沉细滑数。
治法：解毒化瘀，清营凉血。
参考方药：清瘟败毒饮加减。常用药物：生石膏、生地、水牛角、金银花、黄连、

黄芩、赤芍、茜草、牡丹皮、炒山栀、青蒿、生甘草。

用法：水煎服，日一剂。

加减：神志昏迷、谵妄、抽搐者加用紫雪散、安宫牛黄丸、片仔癀等。

注射剂：热毒宁、痰热清、清开灵、血必净等注射液。

2.暑湿伤阳，气不摄血

舌脉：舌暗苔腻，脉细弱无力。

治法：温阳、益气、摄血。

参考方药：附子理中汤合黄土汤加减。常用药物：灶心土、炮附子、党参、炮姜、黄芩、荆芥炭、炒白术、炙甘草。

用法：水煎服，日一剂。

注射剂：参附注射液、参麦注射液等。

（三）恢复期：余邪未尽，气阴两伤

舌脉：舌淡红，苔白腻，脉虚数。

治法：清热化湿，健脾和胃。

参考方药：竹叶石膏汤合生脉饮加减。常用药物：竹叶、南沙参、生薏米、生山药、半夏、芦根、麦冬、生稻麦芽、砂仁、西洋参、生甘草。

用法：水煎服，日一剂。

五、预防

目前尚无合适的疫苗，应注重防蚊灭蚊，对于登革热患者采取防蚊隔离至退热及症状缓解。

第五节　寨卡病毒病

寨卡（Zika）病毒病是由寨卡病毒引起的一种自限性急性传染病，主要通过埃及伊蚊叮咬传播。临床特征主要为皮疹、发热、关节痛或结膜炎，极少引起死亡。该病毒于 1947 年首次在乌干达从恒河猴体内被分离出来，以往暴发疫情主要分布在非洲、东南亚及太平洋岛国，但自 2015 年巴西发现首例确诊寨卡病例后，美洲多个国家相继发生寨卡病毒疫情，目前全球数十个国家报道了寨卡病毒感染并引发多个国家输入性病例，我国有输入性病例，因我国有该病毒传播媒介分布，有本土流行的风险。目前研究表明，新生儿小头畸形、吉兰－巴雷综合征（格林－巴利综合征）可能与寨卡病毒感染有关。

一、临床表现

寨卡病毒病的潜伏期一般为 3 ~ 12 天。人感染寨卡病毒后，仅20% 出现症状，且症状较轻，主要表现为皮疹（多为斑丘疹）、发热（多为中低度发热），并可伴有非化脓性结膜炎、肌肉和关节痛、全身乏力及头痛，少数患者可出现腹痛、恶心、腹泻、黏膜溃疡、皮肤瘙痒等。症状持续 2 ~ 7 天缓解，预后良好，重症与死亡病例罕见。婴幼儿感染病例还可出现神经系统、眼部和听力等改变。

孕妇感染寨卡病毒可能导致胎盘功能不全、胎儿宫内发育迟缓、胎死宫内和新生儿小头畸形等，有与寨卡病毒感染相关的吉兰－巴雷综合征病例的报道。

二、诊断与鉴别诊断

（一）诊断

1.诊断依据
根据流行病学史、临床表现和相关实验室检查综合判断。
（1）疑似病例：符合流行病学史且有相应临床表现。
①流行病学史：发病前 14 天内在寨卡病毒感染病例报告或流行地区旅行或居住；或者接触过疑似、临床诊断或确诊的寨卡病毒病患者。②临床表现：难以用其他原因解释的发热、皮疹、关节痛或结膜炎等。
（2）临床诊断病例：疑似病例且寨卡病毒IgM 抗体检测阳性，同时排除登革热、乙脑等其他常见黄病毒感染。
（3）确诊病例：疑似病例或临床诊断病例经实验室检测符合下列情形之一者，①寨卡病毒核酸检测阳性。②分离出寨卡病毒。③恢复期血清寨卡病毒中和抗体阳转或者滴度较急性期呈 4 倍以上升高，同时排除登革热、乙脑等其他常见黄病毒感染。

（二）鉴别诊断

本病需要和以下疾病进行鉴别诊断。
（1）本病主要与登革热和基孔肯雅热进行鉴别诊断。
（2）其他：本病与微小病毒、风疹、麻疹、肠道病毒、立克次体病等相鉴别。

三、核心病机

该病属于中医温病范畴，可参考"瘟疫、疫疹"辨证论治。病性属温热疫毒之邪，夹风、夹湿。邪毒主要因蚊虫叮咬，由"皮毛而入"，首先在卫，可见发热畏寒、咽痛，病入气分、营分，表现为但热不寒、发斑发疹，挟风邪上扰清窍，表现为双目红赤，挟湿邪下注表现为关节疼痛，疫毒之邪直犯胞宫，累及胎儿髓海，导致胎儿小头畸形。

四、辨证论治

1. 邪犯卫表证

症状：皮疹、发热、恶风寒、咽痛、肌肉骨节疼痛，或见肌肤疹点隐隐，或头颈皮肤潮红、目赤多泪，可见舌尖边红，脉浮数。

治法：清热解表。

参考方药：银翘散加减。常用药物：金银花、连翘、荆芥穗、赤芍、青蒿、淡豆豉、黄芩、柴胡。

加减：目赤者，加菊花、夏枯草；肌肤疹点显露者，加升麻、紫草；热甚者，加生石膏、知母。

中成药：可选用清热解表类中成药。

2. 邪郁气营证

症状：发热，口渴，疹点稠密，紫赤成片，头痛，骨节疼痛，可见舌质红绛，脉数。

治法：清营透邪。

参考方药：清营汤加减。常用药物：生地、赤芍、牡丹皮、紫草、金银花、连翘、白茅根、青蒿、炒栀子、生石决明。

加减：大便秘结者，加生大黄、枳实；热甚者，加生石膏；头疼甚者，加钩藤；关节疼痛重者，加松节、桑枝。

中成药：可选用清营透邪类中成药。

3. 气阴两虚证

症状：热退，神疲，口干，少气，斑疹渐隐，小便黄，可见舌红、少苔，脉细。

治法：益气养阴。

参考方药：生脉饮加味。常用药物：北沙参、麦冬、山药、五味子、天花粉、淡竹叶、白茅根、麦芽。

中成药：可选用益气养阴类中成药。

五、预防

目前尚无疫苗进行预防，最佳预防方式是防止蚊虫叮咬。建议准备妊娠及妊娠期女性谨慎前往寨卡病毒流行地区。

患者及无症状感染者应当实施有效的防蚊隔离措施10天以上，4周内避免献血，2～3个月内如发生性行为应使用安全套。

第六节 手足口病

手足口病是由肠道病毒引起的常见传染病之一，多发生于5岁以下的婴幼儿，表现为发热和手、足、口腔等部位的皮疹、溃疡，个别患者可引起心肌炎、肺水肿、无菌性脑膜脑炎等致命性并发症，无合并症患儿预后良好，一般5～7天自愈。全年均可发生，一般5～7月为发病高峰。

一、临床表现

在流行季节发病，常见于学龄前儿童和婴幼儿。临床表现为发热伴手、足、口、臀部皮疹／疱疹，部分病例可无发热。极少数重症病例皮疹不典型，需结合相关检查诊断。无皮疹病例，临床不宜诊断为手足口病。

二、诊断与鉴别诊断

（一）诊断

（1）临床诊断病例：①在流行季节发病，常见于学龄前儿童，婴幼儿多见。②发热伴手、足、口、臀部皮疹，部分病例可无发热。

极少数重症病例皮疹不典型，临床诊断困难，需结合病原学或血清学检查做出诊断。

无皮疹病例，临床不宜诊断为手足口病。

（2）确诊病例：临床诊断病例具有下列之一者即可确诊。①肠道病毒（CoxA16、EV71等）特异性核酸检测阳性。②分离出肠道病毒，并鉴定为CoxA16、EV71或其他可引起手足口病的肠道病毒。③急性期与恢复期血清CoxA16、EV716或其他可引起手足口病的肠道病毒中和抗体有4倍以上的升高。

（3）临床分类

1）普通病例：手、足、口、臀部皮疹，伴或不伴发热。

2）重症病例：①重型，出现神经系统受累表现。如精神差、嗜睡、易惊、谵妄；头痛、呕吐；肢体抖动、肌阵挛、眼球震颤、共济失调、眼球运动障碍；无力或急性弛缓性麻痹；惊厥。体征可见脑膜刺激征、腱反射减弱或消失。②危重型，出现下列情况之一者。频繁抽搐、昏迷、脑疝；呼吸困难、发绀、血性泡沫痰、肺部啰音等；休克等循环功能不全表现。

（二）鉴别诊断

1. 其他儿童发疹性疾病

手足口病普通病例需要与丘疹性荨麻疹、水痘、不典型麻疹、幼儿急疹、带状疱疹及风疹等鉴别。可根据流行病学特点、皮疹形态、部位、出疹时间、有无淋巴结肿大及伴随症状等进行鉴别，以皮疹形态及部位最为重要。最终可依据病原学和血清学检测进行鉴别。

2. 其他病毒所致脑炎或脑膜炎

由其他病毒引起的脑炎或脑膜炎如单纯疱疹病毒、巨细胞病毒（CMV）、EB病毒、呼吸道病毒等，临床表现与手足口病合并中枢神经系统损害的重症病例表现相似，对皮疹不典型者，应根据流行病学史尽快留取标本进行肠道病毒，尤其是 EV71 的病毒学检查，结合病原学或血清学检查做出诊断。

3. 脊髓灰质炎

重症手足口病合并急性松弛性瘫痪（AFP）时需与脊髓灰质炎鉴别。后者主要表现为双峰热，病程第 2 周退热前或退热过程中出现弛缓性瘫痪，病情多在热退后到达顶点，无皮疹。

4. 肺炎

重症手足口病可发生神经源性肺水肿，应与肺炎鉴别。肺炎主要表现为发热、咳嗽、呼吸急促等呼吸道症状，一般无皮疹，无粉红色或血性泡沫痰；胸部 X 线加重或减轻均呈逐渐演变，可见肺实变病灶、肺不张及胸腔积液等。

5. 暴发性心肌炎

以循环障碍为主要表现的重症手足口病病例需与暴发性心肌炎鉴别。暴发性心肌炎无皮疹，有严重心律失常、心源性休克、阿－斯综合征发作表现；心肌酶谱多有明显升高；胸部 X 线或心脏彩超提示心脏扩大，心功能异常，恢复较慢。最终可依据病原学和血清学检测进行鉴别。

三、核心病机

本病中药古籍未有专门记载，但根据本病症状和特征，似属于中医"温病""湿温""时疫"等范畴，手足口病的病因为外感时邪疫毒，内伤湿热蕴结，心火炽盛；其病位在肺、脾、心三脏；其基本病机为外感时邪疫毒，卫表被遏，肺气失宣，症见发热、咳嗽、流涕、恶心、呕吐等，由于素体湿热内蕴、心经火盛、内外交争，心经之火上蒸于口舌，脾胃湿热熏蒸于四肢，则发为疱疹；湿热动风而致易惊、抽搐、筋惕肉瞤。

四、辨证论治

（一）一般治疗

注意隔离，避免交叉感染。适当休息，清淡饮食，做好口腔和皮肤护理。

（二）辨证论治

1. 普通病例：**肺脾湿热证**

主症：发热，手、足和臀部出现斑丘疹、疱疹，口腔黏膜出现散在疱疹，咽红、流涎，神情倦怠，舌淡红或红，苔腻，脉数，指纹红紫。

治法：清热解毒，化湿透邪。

参考方药：甘露消毒丹加减。常用药物：连翘、金银花、黄芩、青蒿、牛蒡子、藿香、佩兰、通草、生薏米、滑石（包煎）、生甘草、白茅根。

用法用量：根据患儿的年龄、体重等酌定药物用量。水煎 100 ~ 150ml，分 3 ~ 4 次口服。

加减：①便秘者加大黄；②咽喉肿痛者加元参、板蓝根。

中成药：蓝芩口服液、小儿豉翘清热颗粒、金莲清热泡腾片、抗病毒口服液等。

2. 普通病例：**湿热郁蒸证**

主症：高热，疹色不泽，口腔溃疡，精神萎顿，舌红或绛、少津，苔黄腻，脉细数，指纹紫暗。

治法：清气凉营，解毒化湿。

参考方药：清瘟败毒饮加减。常用药物：连翘、栀子、黄芩、黄连、生石膏、知母、牡丹皮、赤芍、生薏米、川萆薢、水牛角。

3. 重型病例：**毒热动风证**

主症：高热不退，易惊，呕吐，肌肉𣇄动，或见肢体萎软，甚则昏矇，舌暗红或红绛，苔黄腻或黄燥，脉弦细数，指纹紫滞。

治法：解毒清热，熄风定惊。

参考方药：羚羊钩藤汤加减。常用药物：羚羊角粉（冲服）、钩藤、天麻、生石膏、黄连、生栀子、大黄、菊花、生薏米、全蝎、白僵蚕、生牡蛎。

用法用量：根据患儿的年龄、体重等酌定药物用量。日一剂，水煎 100 ~ 150ml，分 3 ~ 4 次口服，或结肠滴注。

中成药：安宫牛黄丸、紫雪丹或新雪丹等；热毒宁注射液、痰热清注射液、喜炎平注射液等。

五、预防

做好儿童个人、家庭和托幼机构的卫生是预防本病感染的关键，在本病流行期间，尽量不带婴幼儿和儿童到人群聚集、空气流通差的公共场所。同时根据儿童生活环境是否有手足口病发生，以及与手足口病发病患儿接触的密切程度，采取不同的预防措施。

第七节 麻　　疹

麻疹是由麻疹病毒引起的病毒感染性传染病。主要临床表现为发热、咳嗽、流涕等卡他症状及眼结膜炎，特征性表现为口腔麻疹黏膜斑及皮肤斑丘疹，皮疹消退时皮肤有糠麸样脱屑和色素沉着斑，能引起肺炎、心肌炎和脑炎等多种并发症，重症麻疹和有并发症者病死率较高，预后较差。

一、临床表现

典型麻疹，即普通型麻疹，临床最常见，典型麻疹临床经过分为以下几期。

（1）前驱期：发热3～5天，体温达到39～40℃或40℃以上。上呼吸道卡他症状，患者流涕、喷嚏、咳嗽、流泪、目赤畏光等。发热2～3天后，口腔黏膜鲜红粗糙，上有数量不等直径0.5～1mm灰白色小点，周围可见红晕，称科氏斑（麻疹黏膜斑），是早期诊断麻疹的标志，2～3天内消失。

（2）出疹期：多在发热3～5天后出现，持续发热，疹随外透，自耳后、发际、前额、面、颈部自上而下波及躯干和四肢，最后到达手足心，疹间皮肤正常。常伴咽痛、咳嗽、腹泻、呕吐等症状。皮疹初为淡红色，以后部分融合成暗红色。此期持续3～5天体温到达最高峰，全身症状加重。

（3）恢复期：若无并发症，出疹3～5天后进入恢复期，疹退热消，病情自愈。

二、诊断与鉴别诊断

（一）诊断

（1）初起有发热、咳嗽、喷嚏、流涕等类似感冒的表现，但发热渐高，目赤，畏光流泪，口腔颊部近臼齿处可见麻疹黏膜斑。发热3～5天则出疹，从耳后发际开始，逐渐遍及全身，皮疹出齐后，热渐退，疹渐消。

（2）在流行季节，有麻疹接触史。

（二）鉴别诊断

（1）风疹：前驱期短，全身症状和呼吸道症状轻，无麻疹黏膜斑，发热1～2天出疹，皮疹分布以面、颈、躯干为主。1～2天皮疹消退，无色素沉着和脱屑，常伴耳后、颈部淋巴结肿大。

（2）幼儿急疹：突起高热，持续3～5天，上呼吸道症状轻，热骤降后而出现皮疹，皮疹散在呈玫瑰色，多位于躯干，1～3天皮疹退尽，热退后出疹为其特点。

（3）猩红热：前驱期发热，咽痛明显，1～2天后全身出现针尖大小红色丘疹，针尖皮肤充血,压之退色,面部无皮疹,口周呈苍白圈,皮疹持续4～5天随热降而退,出现大片脱皮,外周血白细胞总数及中性粒细胞增高显著。

（4）药物疹：近期有服药史,皮疹多有瘙痒,低热或无热,无黏膜斑及卡他症状,停药后皮疹逐渐消退。血嗜酸粒细胞可增多。

三、核心病机

麻疹的病因是由时气触染而成,正如现代医学认为麻疹是由麻疹病毒引起,且人体对麻疹病毒有普遍易感性。麻疹以外透为顺,内传为逆。若体质强壮,治疗及时得当,邪尽从机表而向外发越,则为顺症,即上焦肺经所感麻邪内传中焦脾胃,与自口而入脾胃的麻邪相合,从肌肤而发。邪正相争,疹毒外发,直至正胜邪却,热退疹收。由于麻毒阳热之性,在疹末期尚表现为一片津伤气耗之相。若感邪过重,治疗不当,调护失宜,则为逆症。

四、辨证论治

1. 麻毒袭表证
主症：发热,恶风或微恶风寒,咳嗽流涕,喷嚏,目赤畏光,泪水汪汪,倦怠思睡,两颊黏膜红赤,于病后2～3天在口腔颊部可见麻疹黏膜斑,小便短黄或大便稀溏,舌质红,苔薄白或微黄,婴儿指纹红活,成人脉浮数。

治法：疏风散热、辛凉透表。

参考方药：宣毒发表汤合银翘散加减。常用药物：升麻、葛根、金银花、连翘、防风、桔梗、荆芥、薄荷、甘草、前胡、淡竹叶、牛蒡子。

2. 麻毒袭肺证
主症：高热,起伏如潮,精神不振,重则烦躁嗜睡,咳嗽,口渴引饮,目赤眵多,疹随热出,从耳后、发际起,渐及面颈、胸背、四肢最后到达手足心,疹色红活,分布均匀,以后逐渐融合成片,转为暗红,舌质红,苔黄,脉数,小儿指纹紫。高热不退,咳嗽,喘急,鼻煽气促,痰鸣,舌红苔黄,脉急数,指纹青紫。

治法：宣肺化痰,解毒透疹。

参考方药：清解透表汤合麻杏石甘汤加减。常用药物：炙麻黄、杏仁、生石膏、金银花、连翘、黄芩、鱼腥草、桑白皮、竹茹、前胡、芦根、甘草。

3. 毒热下利证
主症：发热,大便稀黄水样或呈黄绿色,腹痛,日行数次,尿少短赤,苔黄厚,脉数。

治法：透疹清热、化湿止利。

参考方药：葛根芩连汤加减。常用药物：葛根、黄芩、黄连、甘草、芍药、焦山楂、升麻、牛蒡子、木香。

五、预防

预防麻疹的关键措施是对易感者接种麻疹疫苗，提高其免疫力。对麻疹患者做到早诊断、早报告、早隔离、早治疗。

第八节 水 痘

水痘是常见的小儿急性出疹性传染病，临床以发热，皮肤分批出现皮疹、丘疹、疱疹、结痂且同时存在为主要特征。以其形态如痘、色泽明净如水泡而得名。本病传染性强，各年龄儿童均可发病，高发年龄为 6～9 岁，多流行于冬春季节。

一、临床表现

常证：皮疹可见于全身，呈向心性分布，躯干部较密集，常伴瘙痒感，分批出现，丘疹、疱疹、干痂并见，形态椭圆，大小不一，周围红晕，结痂后不留瘢痕，可有发热，多为低热，常伴全身不适、纳差等症状。

变证：多发生在体质虚弱患儿，皮疹稠密，疱疹较大，疹色赤紫，根盘红晕明显，疱浆混浊，紫癜，呕吐，发热，烦躁；或见嗜睡，谵语，神昏，惊厥；或见咳嗽频作，喘促。

先天性水痘：孕母有水痘史，先天性畸形，低出生体质量，皮肤瘢痕，播散性水痘，智力低下。

二、诊断与鉴别诊断

（一）诊断

起病 2～3 周前有水痘接触史，出现典型的临床表现。非典型患者需要依赖实验室检查确诊。

（二）鉴别诊断

（1）带状疱疹：成人多见，疱疹常沿一定的神经走行呈带状分布，不对称，局部灼痛明显。

（2）脓疱疮：为儿童常见的细菌感染性疾病，常发于鼻唇周围或四肢暴露部位，初为疱疹，继成脓疱，最后结痂，皮疹无分批出现特点，无全身症状。

（3）丘疹样荨麻疹：为皮肤过敏性疾病，婴幼儿多见。四肢、躯干皮肤分批出现红色丘疹，顶端有小疱，周围无红晕，不结痂，不累及头部和口腔。

三、核心病机

水痘因外感时行夹湿邪毒由口鼻而入，蕴郁肺脾，外邪袭肺而见肺卫表证；夹湿邪毒，内热炽盛，侵入气营，湿热相搏，内扰血分，郁于肌肤，则发为水痘。邪盛正虚而出变证，邪毒内陷，出现邪陷心肝、邪毒闭肺、毒染痘疹。

四、辨证论治

1. 常证

（1）邪伤肺卫证

治法：疏风清热，利湿解毒。

参考方药：银翘散合六一散加减。常用药物：金银花、连翘、牛蒡子、薄荷（后下）、蝉蜕、桔梗、车前子（包煎）、六一散（包煎）。

加减：咽喉肿痛加板蓝根、马勃、山豆根；皮肤瘙痒甚加白鲜皮、地肤子；咳嗽有痰加浙贝母、前胡；素体气虚，疹稀色淡，液少皮皱加黄芪、薏苡仁。

（2）邪炽气营证

治法：清气凉营，化湿解毒。

参考方药：清胃解毒汤加减。常用药物：黄连、黄芩、生地黄、连翘、升麻、牡丹皮、赤芍、紫草、生石膏（先煎）、栀子、车前草。

加减：口舌生疮，大便干结加生大黄（后下）、玄明粉（溶入）、瓜蒌；口干唇燥，津液耗伤加天花粉、麦冬、芦根。

2. 变证

（1）邪陷心肝证

治法：清热解毒，镇惊开窍。

参考方药：清瘟败毒饮合羚角钩藤汤加减。常用药物：生石膏、生地黄、水牛角片、黄连、栀子、黄芩、知母、赤芍、玄参、连翘、牡丹皮、紫草、羚羊角粉（吞服）、钩藤（后下）、甘草。

加减：壮热不退加柴胡、寒水石（先煎）；高热烦躁神昏加服安宫牛黄丸；神昏惊厥加服紫雪丹；神昏谵语痰盛加服至宝丹。

（2）邪毒闭肺证

治法：清热解毒，开肺定喘。

参考方药：麻杏石甘汤合黄连解毒汤加减。常用药物：麻黄、苦杏仁、生石膏、桑白皮、葶苈子、紫苏子、黄芩、黄连、栀子、紫草、牡丹皮、甘草。

加减：热重者加虎杖、连翘、知母，咳重痰多加前胡、天竺黄、浙贝母、瓜蒌；腹胀便秘加生大黄（后下）、玄明粉（溶入）、枳实、厚朴；喘促而面唇青紫加丹参、赤芍。

（3）毒染痘疹证

治法：清热解毒，透脓排毒。

参考方药：仙方活命饮加减。常用药物：金银花、当归尾、赤芍、野菊花、紫花地丁、白芷、天花粉、皂角刺、甘草。

加减：壮热不退加柴胡、葛根；大便干结者加生大黄（后下）、玄明粉（溶入）。

五、预防

患者应予呼吸道隔离至全部疱疹结痂，其污染物、用具可用煮沸或日晒等方法进行消毒，对于免疫功能低下、正在使用免疫抑制剂治疗的患者或孕妇等，可注射丙种球蛋白或带状疱疹免疫球蛋白以减轻病情。

第九节　带状疱疹

带状疱疹是由潜伏于人体感觉神经节的水痘－带状疱疹病毒经再激活后引起的皮肤损害，免疫功能低下时易发带状疱疹。临床特征为沿身体单侧体表神经分布的相应皮肤出现呈带状的成簇水疱，常伴有局部神经疼痛。

一、临床表现

1. 典型表现

发疹前可有轻度乏力、低热、纳差等全身症状，患处皮肤自觉灼热感或者神经痛，触之有明显的痛觉敏感，持续 1～3 天，亦可无前驱症状即发疹。好发部位依次为肋间神经、颈神经、三叉神经和腰骶神经支配区域。患处常首先出现潮红斑，很快出现粟粒至黄豆大小的丘疹，簇状分布而不融合，继之迅速变为水疱，疱壁紧张发亮，疱液澄清，外周绕以红晕，各簇水疱群间皮肤正常；皮损沿某一周围神经呈带状排列，多发生在身体的一侧，一般不超过正中线。神经痛为本病特征之一，可在发病前或伴随皮损出现，老年患者常较为剧烈。病程一般 2～3 周，水疱干涸、结痂脱落后留有暂时性淡红斑或色素沉着。

2. 特殊表现

（1）眼带状疱疹：系病毒侵犯三叉神经眼支，多见于老年人，疼痛剧烈，可累及角膜形成溃疡性角膜炎。

（2）耳带状疱疹：系病毒侵犯面神经及听神经所致，表现为外耳道或鼓膜疱疹。膝状神经节受累同时侵犯面神经的运动和感觉神经纤维时，可出现面瘫、耳痛及外耳道疱疹三联征，称为 Ramsay-Hunt 综合征。

（3）带状疱疹后遗神经痛：带状疱疹常伴有神经痛，在发疹前、发疹时及皮损痊愈后均可发生，但多在皮损完全消退后或者 1 个月内消失，少数患者神经痛可持续超过 1 个月以上，称为带状疱疹后遗神经痛。

二、诊断与鉴别诊断

（一）诊断

典型患者根据单侧性、呈带状排列的疱疹和伴有神经痛，诊断多无困难。非典型患者有赖于实验室检查。

（二）鉴别诊断

该病有时需与单侧疱疹鉴别，单纯疱疹常反复发生，分布无规律，疼痛不明显。

三、核心病机

本病多因情志不遂，饮食失调，以致脾失健运，湿浊内停，郁而化热，湿热搏结，兼感毒邪而发病。临床常见：①肝经郁热证，皮损鲜红，疱壁紧张，灼热刺痛，口苦咽干，烦躁易怒，大便干或小便黄，舌质红，苔薄黄或黄厚，脉弦滑数；②脾虚湿蕴证，皮损色淡，疱壁松弛，口不渴，食少腹胀，大便时溏，舌质淡，苔白或白腻，脉沉缓或滑；③气滞血瘀证，皮疹消退后局部疼痛不止，舌质暗，苔白，脉弦细。

四、辨证论治

1. 肝经郁热证
治法：清利肝经湿热。
参考方药：龙胆泻肝汤加减。常用药物：龙胆草、黄芩、栀子、大青叶、连翘、生甘草、泽泻、元胡、车前子、板蓝根、乳香、没药。

2. 脾虚湿蕴证
治法：健脾利湿。
参考方药：除湿胃苓汤加减。常用药物：白术、厚朴、陈皮、茯苓、板蓝根、元胡、车前子、泽泻、生甘草。

3. 气滞血瘀证

治法：活血化瘀。

参考方药：活血散瘀汤加减。常用药物：鸡血藤、鬼箭羽、红花、桃仁、元胡、川楝子、木香、陈皮、丝瓜络、忍冬藤。

五、预防

本病主要是预防水痘，目前尚无有效方法直接预防带状疱疹。带状疱疹多发生于患者免疫功能低下的情况，因此注意情绪，锻炼身体，提高机体抵抗力尤为重要。

第十节　风　　疹

风疹是由风疹病毒感染引起的急性传染病，临床以发热、全身性皮疹、淋巴结肿大为特点。孕妇在妊娠早期感染风疹病毒可引起胎儿受染，造成发育迟缓和胎儿畸形等严重后果。

一、临床表现

风疹从接触感染到症状出现，要经过 14 ~ 21 天。病初 1 ~ 2 天症状很轻，可有低热或中度发热，轻微咳嗽、乏力、胃口不好、咽痛和眼发红等轻度上呼吸道症状。患者口腔黏膜光滑，无充血及黏膜斑，耳后、枕部淋巴结肿大，伴轻度压痛。通常于发热 1 ~ 2 天后出现皮疹，皮疹先从面颈部开始，在 24 小时蔓延到全身。皮疹初为稀疏的红色斑丘疹，以后面部及四肢皮疹可以融合，类似麻疹。出疹第二天开始，面部及四肢皮疹可变成针尖样红点，如猩红热样皮疹。

皮疹一般在 3 天内迅速消退，留下较浅色素沉着。在出疹期体温不再上升，病儿常无疾病感觉，饮食嬉戏如常。风疹与麻疹不同，风疹全身症状轻，无麻疹黏膜斑，伴有耳后、颈部淋巴结肿大。

风疹是病毒性传染病，临床特点：全身症状轻微，皮肤红色斑丘疹及枕后、耳后、颈后淋巴结肿大伴触痛，合并症少见。病毒可通过胎盘传给胎儿而致各种先天缺陷，称为先天性风疹综合征。

二、诊断与鉴别诊断

（一）诊断

风疹的诊断，一般是根据流行病史、临床症状和体征。如有条件的地方可做风疹病毒核酸或抗体确诊。

（二）鉴别诊断

（1）麻疹：由麻疹病毒感染引起，主要临床表现为发热、咳嗽、流涕等卡他症状及眼结合膜炎，特征性表现为口腔麻疹黏膜斑及皮肤斑丘疹，皮疹消退时皮肤有糠麸样脱屑和色素沉着斑。

（2）幼儿急疹：突起高热，持续 3～5 天，上呼吸道症状轻，热骤降后而出现皮疹，皮疹散在呈玫瑰色，多位于躯干，1～3 天皮疹退尽，热退后出疹为其特点。

（3）猩红热：前驱期发热，咽痛明显，1～2 天后全身出现针尖大小红色丘疹，针尖皮肤充血，压之退色，面部无皮疹，口周呈苍白圈，皮疹持续 4～5 天随热降而退，出现大片脱皮，外周血白细胞总数及中性粒细胞增高显著。

（4）药物疹：近期服药史，皮疹多有瘙痒，低热或无热，无黏膜斑及卡他症状，停药后皮疹逐渐消退。血嗜酸粒细胞可增多。

三、核心病机

本病是由于外感风热时邪，由口鼻而入，郁于肺卫，蕴于肌腠，正邪相争，郁而发热；邪气与气血搏结，热毒炽盛，发于皮肤所致。

四、辨证论治

1. 邪犯肺卫

主症：发热恶风，疹色浅红，伴有轻微咳嗽。

治法：疏风清热，清热透疹。

参考方药：银翘散加减。常用药物：金银花、连翘、竹叶、牛蒡子、桔梗、甘草、薄荷、淡豆豉、防风。

2. 气营两燔

主症：壮热口渴，烦躁哭闹，疹色鲜红或色暗。

治法：清热解毒，凉营透疹。

参考方药：透疹凉解汤加减。常用药物：桑叶、甘菊、薄荷、连翘、牛蒡子、赤芍、蝉衣、紫花地丁、黄连、藏红花。

五、预防

本病可以通过免疫接种预防疾病发生。

第十一节　流行性乙型脑炎

流行性乙型脑炎，简称乙脑，又称日本脑炎，是由乙型脑炎病毒引起的以脑实质炎症为主要病变的中枢神经系统急性传染病。本病主要分布在亚洲远东和东南亚地区，经蚊传播，多见于夏秋季。临床上急性起病，有高热、意识障碍、惊厥、强直性痉挛和脑膜刺激征等，病死率高，重型患者病后往往留有后遗症。

一、临床表现

潜伏期 10 ~ 15 天。大多数患者症状较轻或呈无症状的隐性感染，仅少数出现中枢神经系统症状，表现为高热、意识障碍、惊厥等。典型病例的病程可分为四个阶段。

1. 初期

起病急，体温急剧上升至 39 ~ 40℃，伴头痛、恶心和呕吐，部分患者有嗜睡或精神倦怠，并有颈项轻度强直，病程 1 ~ 3 天。

2. 极期

体温持续上升，可达 40℃以上。初期症状逐渐加重，意识明显障碍，由嗜睡、昏睡直至昏迷。昏迷越深，持续时间越长，病情越严重。神志不清最早可发生在病程第 1 ~ 2 日，但多见于 3 ~ 8 日。重症患者可出现全身抽搐、强直性痉挛或强直性瘫痪，少数也可软瘫。严重患者可因脑实质病变（尤其是脑干）、缺氧、脑水肿、脑疝、颅内高压、低血钠性脑病等病变而出现中枢性呼吸衰竭，表现为呼吸节律不规则、双吸气、叹息样呼吸、呼吸暂停、潮式呼吸和下颌呼吸等，最后呼吸停止。体检可发现脑膜刺激征，瞳孔对光反应迟钝、消失或瞳孔散大，腹壁及提睾反射消失，深反射亢进，病理性锥体束征，如巴氏征等可呈阳性。

3. 恢复期

极期过后体温逐渐下降，精神、神经系统症状逐日好转。重症患者仍神志迟钝、痴呆、失语、吞咽困难、颜面瘫痪、四肢强直性痉挛或扭转痉挛等，少数患者也可有软瘫。经过积极治疗大多数症状可在半年内恢复。

4. 后遗症期

少数重症患者半年后仍有精神神经症状，为后遗症，主要有意识障碍、痴呆、失语及肢体瘫痪、癫痫等，如予积极治疗可有不同程度的恢复。癫痫后遗症可持续终生。

二、诊断与鉴别诊断

（一）诊断

临床诊断主要依靠流行病学资料、临床表现和实验室检查的综合分析，确诊有赖于血清学和病原学检查。

（二）鉴别诊断

三、核心病机

本病是由外感暑热疫毒所致。暑邪为热盛之气，最易化火，火易伤人，且发展迅速。人若劳倦太过或正气素亏，耗伤津气，则暑疫邪乘虚而入，循卫气营血传变，化火、生痰、动风所致人体外感暑热病毒引起发病，其病机一般以卫气营血传变规律发展，多数病例起病后即迅速里传，卫、气、营、血各阶段症状交错存在。

四、辨证论治

1. 毒蕴肺胃证（轻型）

全病程以卫、气分，尤其是以气分症状为主。发热，体温在 38 ～ 39℃，微恶寒或不恶寒，头痛，或有烦躁不安，神志恍惚，伴恶心，口渴，喜饮，少抽搐；或有颈强，舌质红，苔薄白或薄黄。脉浮数或洪数。婴幼儿可有高热抽搐。指纹红紫。

治法：辛寒清气、清热解毒。

参考方药：白虎汤和银翘散加减。常用药物：生石膏、知母、连翘、金银花、板蓝根、栀子、六一散、粳米、丹参。

加减：胸闷、呕吐等湿重者，加鲜佩兰、鲜藿香、鲜荷叶；嗜睡者，加鲜菖蒲、郁金；躁动者，加钩藤、地龙。

2. 毒损脑络证（普通型）

全病程以气分和营分症状为主，但气分及营分症状可有所侧重。发热，体温在39 ～ 40℃，头痛，颈强，呕吐，口渴或胸闷，烦躁不安，嗜睡昏蒙，肌肉瞤动，偶有抽搐发作，舌质红，苔黄或腻，脉数，指纹红紫或紫暗。

治法：清热解毒、气营两清。

参考方药：清营汤加减。常用药物：生地、牡丹皮、玄参、金银花、连翘、大青叶、黄连、生石膏、知母、紫草。

加减：嗜睡者，加石菖蒲、郁金；痰盛、呼吸急促者，加胆南星、天竺黄、鲜竹沥、苏合香丸；壮热不退者，加安宫牛黄丸化服；壮热、抽搐者，加至宝丹化服；痰盛闭窍者，加苏合香丸化服；抽搐者，加羚羊角粉。

3. 毒陷心包证（重型）

发病急骤，以营分、血分症状为主。高热，体温迅速上升至40℃以上，剧烈头痛，呕吐、项强明显，呼吸急促，躁动或狂躁，昏迷，剧烈抽搐，舌质红绛，苔黄或燥，或厚腻，脉细数或弦，指纹紫滞，纹达气关。

治法：清热解毒、凉血熄风。

参考方药：清瘟败毒饮和止痉散加减。常用药物：羚羊角、生地、黄连、大青叶、栀子、黄芩、紫草、生石膏、知母、赤芍、玄参、牡丹皮、连翘心、全蝎（研末冲服）、蜈蚣（研末冲服）。

加减：痰涎阻滞者，加苏合香丸；抽搐者，加紫雪丹或羚羊角粉；神昏者，加安宫牛黄丸。

4. 正虚邪恋证（恢复期）

主要为余毒未尽，气阴两伤。低热多汗，心烦不寐，精神软弱，或精神异常。痴呆、失语，或消瘦、瘫痪，扭转痉挛、震颤，舌质红绛少苔，脉细无力。

治法：清解余毒，益气生津。

参考方药：①偏气虚津伤，沙参麦冬汤和竹叶石膏汤加减；②偏肝肾精亏，黄连阿胶鸡子黄汤加减。常用药物：①沙参、石膏、麦冬、竹叶、桑叶、天花粉、半夏、玉竹、生扁豆、牡丹皮、生甘草；②黄连、阿胶、黄芩、鸡子黄、芍药。

加减：痉挛、震颤者，加天麻、钩藤、石决明；邪留脉络、肢体瘫痪者去滋腻之品，加红花、石菖蒲、僵蚕、地龙。

五、预防

乙脑的预防应采取以防蚊、灭蚊及预防接种为主的综合措施。

第十二节 狂 犬 病

狂犬病是由狂犬病毒所致的急性传染病，人兽共患，多见于犬、狼、猫等肉食动物，人多因被病兽咬伤而感染。我国的狂犬病主要由犬传播，家犬可以成为无症状携带者，所以表面"健康"的犬对人的健康危害很大。对于狂犬病尚缺乏有效的治疗手段，人患狂犬病后的病死率几近100%，患者一般于3~6日内死于呼吸或循环衰竭，故应加强预防措施。

一、临床表现

潜伏期长短不一，多数在3个月以内，潜伏期的长短与年龄（儿童较短）、伤口部位（头面部咬伤的发病较早）、伤口深浅（伤口深者潜伏期短）、入侵病毒的数量及毒力等因素有关。其他如清创不彻底、外伤、受寒、过度劳累等，均可能使疾病提前发生。典型临床表现过程可分为以下三期。

1. 前驱期或侵袭期

在兴奋状态出现之前，大多数患者有低热、食欲不振、恶心、头痛、倦怠、周身不适等，酷似"感冒"；继而出现恐惧不安，对声、光、风、痛等较敏感，并有喉咙紧缩感。较有诊断意义的早期症状是伤口及其附近感觉异常，有麻、痒、痛及蚁走感等，此乃病毒繁殖时刺激神经元所致，持续 2 ~ 4 日。

2. 兴奋期

患者逐渐进入高度兴奋状态，突出表现为极度恐怖、恐水、怕风、发作性咽肌痉挛、呼吸困难、排尿排便困难及多汗流涎等。本期持续 1 ~ 3 日。

恐水是狂犬病的特殊症状，典型者见水、饮水、听流水声甚至仅提及饮水时，均可引起严重咽喉肌痉挛。怕风也是常见症状之一，微风或其他刺激如光、声、触动等，均可引起咽肌痉挛，严重时尚可引起全身疼痛性抽搐。

3. 麻痹期

痉挛停止，患者逐渐安静，但出现迟缓性瘫痪，尤以肢体软瘫为多见。眼肌、颜面肌肉及咀嚼肌也可受累，表现为斜视、眼球运动失调、下颌下坠、口不能闭、面部缺少表情等，本期持续 6 ~ 18 小时。

狂犬病的整个病程一般不超过 6 日，偶见超过 10 日者。此外，尚有以瘫痪为主要表现的"麻痹型"或"静型"，也称哑狂犬病，该型患者无兴奋期及恐水现象，而以高热、头痛、呕吐、咬伤处疼痛开始，继而出现肢体软弱、腹胀、共济失调、肌肉瘫痪、大小便失禁等。病程长达 10 日，最终因呼吸肌麻痹与延髓性麻痹而死亡。吸血蝙蝠啮咬所致的狂犬病常属此型。

二、诊断与鉴别诊断

（一）诊断

本病早期易误诊，儿童及咬伤史不明确者犹然。已在发作阶段的患者，根据被咬伤史、突出的临床表现，即可初步诊断。免疫荧光试验阳性则可确立诊断。

（二）鉴别诊断

本病需与类狂犬病性癔症、破伤风、病毒性脑膜脑炎、脊髓灰质炎等鉴别。

（1）类狂犬病性癔症：由于狂犬病是一种非常恐怖的疾病，一些癔症患者在暴露后想象自己患有此病。表现为被动物咬伤后不定时出现喉紧缩感，饮水困难且兴奋，但无怕风、流涎、发热和瘫痪。通过暗示、说服、对症治疗后，患者的病情不再发展。

（2）破伤风：破伤风的早期症状是牙关紧闭，以后出现苦笑面容及角弓反张，但不恐水。破伤风受累的肌群在痉挛的间歇期仍保持较高的肌张力，而狂犬病患者的这些肌群在间歇期却是完全松弛的。

（3）病毒性脑膜脑炎：病毒性脑膜脑炎有明显的颅内高压和脑膜刺激征，神志改变明显，脑脊液检查有助于鉴别。

（4）脊髓灰质炎：麻痹型脊髓灰质炎易与麻痹型狂犬病混淆。此病呈双向热型起病，双侧肢体出现不对称弛缓性瘫痪，无恐水症状，肌痛较明显。

三、核心病机

狂犬病超早期以毒伏脉络为主，早期基本病机为风毒内动出表，次要病机为正气亏虚，瘀阻脉络；中期以瘀热入络、肝风内动、痰蒙心窍为主，次要病机为气阴两虚；晚期病机为热毒互结，痰瘀阻闭，阳脱阴竭。

四、辨证论治

中医学历代文献虽然记载有狂犬病防治内容，但基本上找不到对此病系统性的辨证论治。东晋、隋唐时期治疗狂犬病方法有内服、外敷、内服外敷合用、针灸等，而不是辨证论治。有使用万年青、地榆、斑蝥、下瘀血汤、扶危散等治疗的记载及经验，疗效难以明确。目前狂犬病仍是被认为死亡率接近100%的疾病，被狂犬咬伤后立即注射狂犬疫苗，是现今对狂犬病最有效、最安全的首选方法，其他尚无有效治疗手段。

五、预防

1. 管理传染源
对家庭饲养动物进行免疫接种，管理流浪动物。对可疑因狂犬病死亡的动物，应取其脑组织进行检查，并将其焚毁或深埋，切不可剥皮或食用。

2. 正确处理伤口
被动物咬伤或抓伤后，应立即用20%的肥皂水反复冲洗伤口，伤口较深者需用导管伸入，以肥皂水持续灌注清洗，力求去除狗涎，挤出污血。一般不缝合包扎伤口，必要时使用抗菌药物，伤口深时还要使用破伤风抗毒素。

3. 接种狂犬病疫苗
预防接种对防止发病有肯定价值，包括主动免疫和被动免疫。人一旦被咬伤，疫苗注射至关重要，严重者还需注射狂犬病血清。

（1）主动免疫：①暴露后免疫接种一般被咬伤者0天（第1天，当天）、3天（第4天，以下类推）、7天、14天、28天各注射狂犬病疫苗1针，共5针。成人和儿童剂量相同。严重咬伤者（头面、颈、手指、多部位3处咬伤者或咬伤舔触黏膜者），除按上述方法注射狂犬病疫苗外，应于0天、3天注射加倍量。②暴露前预防接种对未咬伤的健康者预防接种狂犬病疫苗，可按0天、7天、28天注射3针，一年后加强一次，然后每隔1～3年再加强一次。

（2）被动免疫：创伤深广、严重或发生在头、面、颈、手等处，同时咬人动物确有患狂犬病的可能性，则应立即注射狂犬病血清，该血清含有高效价抗狂犬病免疫球蛋白，可直接中和狂犬病病毒，应及早应用，伤后即用，伤后一周再用几乎无效。

第十三节　艾　滋　病

艾滋病是获得性免疫缺陷综合征的简称，是由人类免疫缺陷病毒（HIV）引起的慢性传染病。本病主要经过性传播、血液及母婴传播。HIV 主要侵犯、破坏 $CD4^+T$ 淋巴细胞，导致机体免疫细胞和功能受损乃至缺陷，最终并发各种严重机会性感染和肿瘤，死亡率高。

一、临床表现

发病以青壮年较多，发病年龄80% 在 18 ～ 45 岁，即性生活较活跃的年龄段。在感染艾滋病后往往患有一些罕见的疾病如肺孢子菌肺炎（PCP）、弓形体病、非典型性分枝杆菌与真菌感染等。

HIV 感染后，最开始的数年至十余年可无任何临床表现。一旦发展为艾滋病，患者就可以出现各种临床表现。一般初期的症状如同普通感冒、流感样，可有全身疲劳无力、食欲减退、发热等，随着病情的加重，症状日见增多，如皮肤、黏膜出现白念球菌感染，出现单纯疱疹、带状疱疹、紫斑、血疱、瘀血斑等；以后渐渐侵犯内脏器官，出现原因不明的持续性发热，可长达 3 ～ 4 个月；还可出现咳嗽、气促、呼吸困难、持续性腹泻、便血、肝脾大、并发恶性肿瘤等。临床症状复杂多变，但每个患者并非上述所有症状全都出现。侵犯肺部时常出现呼吸困难、胸痛、咳嗽等；侵犯胃肠可引起持续性腹泻、腹痛、消瘦无力等；还可侵犯神经系统和心血管系统。

1. 一般症状

持续发烧、虚弱、盗汗，持续广泛性全身淋巴结肿大。特别是颈部、腋窝和腹股沟淋巴结肿大更明显。淋巴结直径在 1cm 以上，质地坚实，可活动，无疼痛。体重下降在 3 个月之内可达 10% 以上，最多可降低 40%，患者消瘦特别明显。

2. 呼吸道症状

长期咳嗽、胸痛、呼吸困难，严重时痰中带血。

3. 消化道症状

食欲下降、厌食、恶心、呕吐、腹泻，严重时可便血。通常用于治疗消化道感染的药物对这种腹泻无效。

4. 神经系统症状

头晕、头痛、反应迟钝、智力减退、精神异常、抽搐、偏瘫、痴呆等。

5. 皮肤和黏膜损害

单纯疱疹，带状疱疹，口腔和咽部黏膜炎症及溃烂。

6.肿瘤

可出现多种恶性肿瘤，位于体表的卡波西肉瘤可见红色或紫红色的斑疹、丘疹和浸润性肿块。

二、诊断与鉴别诊断

（一）诊断

1.急性期

诊断标准：患者近期内有流行病学史和临床表现，结合实验室 HIV 抗体由阴性转为阳性即可诊断，或仅实验室检查 HIV 抗体由阴性转为阳性即可诊断。80% 左右 HIV 感染者感染后 6 周初筛试验可检出抗体，几乎 100% 感染者 12 周后可检出抗体，只有极少数患者在感染后 3 个月内或 6 个月后才检出。

2.无症状期

诊断标准：有流行病学史，结合 HIV 抗体阳性即可诊断，或仅实验室检查 HIV 抗体阳性即可诊断。

3.艾滋病期

有流行病学史，实验室检查 HIV 抗体阳性，加之以下各项中的任何一项，即可诊断为艾滋病期。①原因不明的持续不规则发热 38℃以上，>1 个月；②慢性腹泻次数多于 3 次 / 日，>1 个月；③ 6 个月之内体重下降 10% 以上；④反复发作的口腔白念珠菌感染；⑤反复发作的单纯疱疹病毒感染或带状疱疹病毒感染；⑥肺孢子菌肺炎；⑦反复发生的细菌性肺炎；⑧活动性结核或非结核分枝杆菌病；⑨深部真菌感染；⑩中枢神经系统占位性病变；⑪中青年人出现痴呆；⑫活动性巨细胞病毒感染；⑬弓形虫脑病；⑭青霉菌感染；⑮反复发生的败血症；⑯皮肤黏膜或内脏的卡波西肉瘤、淋巴瘤。

HIV 抗体阳性，虽无上述表现或症状，但 CD4$^+$T 淋巴细胞计数 < 200cells/ul，也可诊断为艾滋病。

（二）鉴别诊断

（1）继发性免疫缺陷病，皮质激素，化疗，放疗后引起或恶性肿瘤等继发免疫疾病。

（2）特发性 CD4$^+$T 淋巴细胞减少症，酷似艾滋病，但无 HIV 感染。

三、核心病机

艾滋病"疫毒"首先损伤脾脏，脾为后天之本，气血生化之源，脾脏受损，运化功能失常，一方面水谷精微不能吸收输布，气血化生无源，渐而导致心、肝、肺、肾受损，终致五脏气血阴阳俱损；另一方面脾运化不健，则湿邪内生，故脾气亏虚伴有内湿，进而致五脏气血阴阳具损是贯穿艾滋病全过程的基本病机。五脏气血阴阳的俱损，一方面卫外功能不固，易受外邪之侵，而外邪又有风寒暑湿燥火之不同；另一方面，五脏功能受损，则易产生痰饮水湿，气滞血瘀，化风化火等病机变化。此外，由于患者的禀赋体虚、居住环境、生活习惯、工作环境等的不同，故在艾滋病病变过程中，其病机又错综复杂，变化多端。一般而论，当临床症状突出时，其病机多以虚实夹杂或邪实为主，但也有以正虚为主者；而在无虚症或症状消除缓解后，则又以正虚为主或虚实夹杂。

四、辨证论治

HIV 抗病毒治疗是艾滋病治疗的关键，随着采用高效抗反转录病毒联合疗法的应用，大大提高了抗 HIV 的疗效，显著改善了患者的生活质量和预后。中医对于艾滋病的治疗，以辨证论治为基础，改善患者症状，降低药物不良反应，提高生存质量，常见证候及治法如下。

1. 热毒内蕴证

主要症状：不规则发热，体温 38℃左右，皮肤红疹或斑块或疱疹（疼痛剧烈，面积大，反复难愈），或口疮（多发、易复发、面积大，缠绵难愈），或有脓疱，或躯干四肢有疖肿，或疮疡，伴红肿热痛，或咳嗽痰黄，口苦口臭。舌质红或绛，苔黄腻，脉滑数（静脉吸毒感染者、早期感染者较多见）。

治法：清热解毒，宣散透邪。

参考方药：黄连解毒汤合升降散加减。常用药物：黄连、黄芩、黄柏、栀子、僵蚕、蝉蜕、姜黄、大黄、荆芥、防风、牛蒡子、金银花、大青叶、板蓝根、牡丹皮、桔梗、薄荷、甘草。

加减：口疮者，加半夏、生姜、黄连、细辛等；咳痰黄稠者，加芦根、冬瓜仁、前胡、鱼腥草等；疮疡者，加土茯苓、滑石、苦参等。

推荐中成药：唐草片、牛黄解毒丸、防风通圣丸等。

2. 肝郁气滞证

主要症状：胸胁胀满，善太息，情志抑郁，急躁易怒，失眠多梦，口苦咽干，全身淋巴结肿大（一般大于1cm，多发于耳前、耳后、下颌、腋下、腹股沟等处）；妇女月经不调，乳房胀痛，少腹结块。舌苔薄白，脉弦（早中期感染者、性传播感染者较多见）。

治法：疏肝理气。

参考方药：柴胡疏肝散加减。常用药物：柴胡、白芍、陈皮、川芎、香附、枳壳、甘草。

加减：泛酸者，加吴茱萸、黄连、煅瓦楞子等；呕恶者，加半夏、生姜、乌梅等；善太息者，加瓜蒌、乌药、厚朴等；乳房胀痛、少腹结块、全身淋巴结肿大者，加龙骨、牡蛎、海藻、昆布等；咽干口苦者，加黄芩、栀子、龙胆草等。

推荐中成药：加味逍遥丸、四逆散等。

3.肺脾两虚证

主要症状：声低懒言，神疲乏力，久咳不止，气短而喘，咳痰清稀，面白无华，食欲不振，食少，腹胀，便溏，以慢性腹泻多见，次数多于3次/日，持续时间长，抗生素治疗效果不明显。舌淡，苔白滑，脉弱（采供血感染者、中晚期患者较多见）。

治法：益肺健脾。

参考方药：参苓白术散加减。常用药物：人参、茯苓、白术、山药、莲子肉、白扁豆、薏苡仁、砂仁、桔梗、炙甘草。

加减：面部虚浮、下肢浮肿者，加黄芪、汉防己等；腹泻者，加诃子、乌梅等；咳嗽者，加半夏、橘红、前胡等。

推荐中成药：参苓白术丸、人参健脾丸等。

4.气虚血瘀证

主要症状：面色萎黄或暗黑，乏力、气短，躯干或四肢有固定痛处或肿块，午后或夜间发热，遇劳复发或加重，自汗，易感冒，食少便溏，或脱发。舌暗红，或有瘀点瘀斑，脉沉涩（静脉吸毒感染者、合并HCV感染者，中晚期患者较多见）。

治法：益气活血。

参考方药：补中益气汤合血府逐瘀汤加减。常用药物：黄芪、人参、白术、当归、陈皮、柴胡、升麻、桃仁、红花、生地、川芎、赤芍、牛膝、桔梗、枳壳、甘草。

加减：胸胁疼痛者，加川楝子、延胡索、蒲黄、血竭等；四肢、躯干肿块者，加穿山甲、王不留行、地龙等。

推荐中成药：补中益气丸、血府逐瘀丸等。

5.阴虚内热证

主要症状：两颧发红，形体消瘦，午后潮热，或夜间发热，失眠盗汗，五心烦热，咳嗽，久嗽，乏力、气短，口燥咽干，大便干结，小便黄赤。舌红少苔，脉细数（合并结核、中晚期患者较多见）。

治法：养阴清热。

参考方药：百合固金汤合六味地黄丸加减。常用药物：百合、熟地、生地、麦冬、玄参、当归、白芍、桔梗、贝母、山萸肉、山药、泽泻、牡丹皮、茯苓、甘草。

加减：症状较重者，酌加青蒿、鳖甲、石斛、银柴胡、白薇、地骨皮等。

推荐中成药：养阴清肺丸、麦味地黄丸、青蒿鳖甲片等。

6.气阴两虚证

主要症状：少气，懒言，神疲，乏力，自汗，盗汗，动则加剧，易感冒，或伴口干舌燥，五心烦热，形体消瘦，体重减轻，或见干咳少痰。舌体瘦薄，舌质淡，苔少，脉虚细数无力（中晚期患者较多见）。

治法：益气养阴。

参考方药：参芪地黄汤加减。常用药物：人参、黄芪、生地、山药、山萸肉、茯苓、泽泻、牡丹皮、五味子、天花粉、沙参、麦冬、甘草。

加减：口干舌燥、五心烦热者，加青蒿、鳖甲、知母等；干咳少痰者，加贝母、紫菀、款冬花等；腰膝酸软者，加牛膝、杜仲等。

推荐中成药：六味地黄丸、十全大补丸、百合固金丸等。

7. 脾肾阳虚证

主要症状：面色㿠白，畏寒肢冷，腰膝酸软，腹中冷痛，或腹胀肠鸣，腹泻剧烈或五更泄泻，下利清谷，或小便不利，或面浮肢肿，或见小便频数，余沥不尽。舌质淡胖有齿痕，苔白滑，脉沉迟细弱（采供血感染者、性传播感染者、晚期患者较多见）。

治法：温补脾肾。

参考方药：真武汤合附子理中汤加减。常用药物：附子、茯苓、白芍、白术、干姜、人参、肉桂、淫羊藿、鹿角胶、阿胶。

加减：五更泄者，加补骨脂、菟丝子、肉豆蔻等；小便频数者，加益智仁、乌药等。

推荐中成药：附子理中丸、金匮肾气丸等。

五、预防

目前尚无预防艾滋病的有效疫苗，因此最重要的是采取预防措施。其方法包括：①坚持洁身自爱，不卖淫、嫖娼，避免婚前、婚外性行为；②严禁吸毒，不与他人共用注射器；③不要擅自输血和使用血制品，要在医生的指导下使用；④不要借用或共用牙刷、剃须刀、刮脸刀等个人用品；⑤使用安全套是性生活中最有效地预防性病和艾滋病的措施之一；⑥要避免直接与艾滋病患者的血液、精液、乳汁和尿液接触，切断其传播途径；⑦高危人群普查 HIV 感染有助于发现传染源，隔离治疗患者，监控无症状 HIV 感染者；⑧加强国境检疫；⑨加强宣传教育和监测，尤其是针对学生、性工作者、同性恋、老年人等特殊群体，以降低 HIV 发病率。

第十五章

细菌感染

第一节 细菌性痢疾

细菌性痢疾简称菌痢，亦称为志贺菌病，是志贺菌属（痢疾杆菌）引起的肠道传染病。菌痢常年散发，夏秋多见，是我国的常见病、多发病。儿童和青壮年是高发人群。本病有有效的抗生素治疗，治愈率高。疗效欠佳或转为慢性者，可能是未经及时正规治疗、使用药物不当或耐药菌株感染。

一、临床表现

潜伏期一般为 1 ~ 3 天（数小时至 7 天），流行期为 6 ~ 11 月，发病高峰期在 8 月。本病分为急性菌痢、慢性菌痢。

1. 急性菌痢

急性菌痢主要有全身中毒症状与消化道症状，可分成四型。

（1）普通型（典型）：起病急，有中度毒血症表现，畏寒、发热达 39℃、乏力、食欲减退、恶心、呕吐、腹痛、腹泻、里急后重。先为稀水样便，1 ~ 2 天后稀便转成脓血便，每日排便数十次，量少，失水不显著，常伴肠鸣音亢进和左下腹压痛。一般病程 10 ~ 14 天。

（2）轻型（非典型）：全身中毒症状、腹痛、里急后重、左下腹压痛均不明显，可有低热、糊状或水样便，混有少量黏液，无脓血，一般腹泻次数每日 10 次以下。粪便镜检有红、白细胞，培养有痢疾杆菌生长，可以此与急性肠炎相鉴别。一般病程 3 ~ 6 天。

（3）重型：多见于年老体弱或营养不良的患者，有严重全身中毒症状及肠道症状。起病急、高热、恶心、呕吐，剧烈腹痛及腹部（尤为左下腹）压痛，里急后重明显，脓血便，便次频繁，甚至失禁。病情进展快，明显失水，四肢发冷，极度衰竭，易发生休克。

（4）中毒型：多见于 2 ~ 7 岁体质好的儿童。起病急骤，全身中毒症状明显，高热达 40℃以上，患者精神萎靡、面色青灰、四肢厥冷、呼吸微弱、皮肤花纹、反复惊厥、嗜睡，甚至昏迷，而肠道炎症反应极轻。按临床表现可分为休克型（以感染性休克为主要表现）、脑型（以中枢神经系统症状为主要表现）和混合型（兼具以上两型的表现，最为凶险）。这是由于痢疾杆菌内毒素的作用，并且可能与某些儿童的特异性体质有关。

2. 慢性菌痢

菌痢患者可反复发作或迁延不愈达 2 个月以上，可能与急性期治疗不当或致病菌种类（福氏菌感染易转为慢性）有关，也可能与全身情况差或胃肠道局部有慢性疾患有关。主要病理变化为结肠溃疡性病变，溃疡边缘可有息肉形成，溃疡愈合后留有瘢痕，导致肠道狭窄。分型如下。

（1）慢性隐匿型：患者有菌痢史，但无临床症状，大便病原菌培养阳性，做乙状结肠镜检查可见黏膜炎症或溃疡等菌痢的表现。

（2）慢性迁延型：患者有急性菌痢史，长期迁延不愈，腹胀或长期腹泻，黏液脓血便，长期间歇排菌，为重要的传染源。

（3）慢性型急性发作：患者有急性菌痢史，急性期后症状已不明显，受凉、饮食不当等诱因致使症状再现，但较急性期轻。

二、诊断与鉴别诊断

（一）菌痢的诊断

根据流行病史、症状、体征及实验室检查结果，可初步做出诊断，病原学检查可确诊，可分为疑似病例、临床诊断病例、确诊病例三类。

疑似病例：具有腹泻，脓血便，或黏液便，或水样便，或稀便，伴有里急后重症状，难以确定其他原因腹泻者。

临床诊断病例：有不洁饮食，或与菌痢患者接触史，出现腹泻、腹痛、里急后重、发热、脓血便等临床症状，粪便常规检查白细胞或脓细胞 ≥ 15/HP（400 倍），并除外其他原因引起的腹泻。

确诊病例：临床诊断病例的粪便培养志贺菌属阳性。

（二）鉴别诊断

阿米巴痢疾：起病一般缓慢，少有毒血症症状，里急后重感较轻，大便次数亦较少，腹痛多在右侧，典型者粪便呈果酱样，有腐臭。镜检仅见少许白细胞、红细胞凝集成团，常有夏科－雷登结晶体，可找到阿米巴滋养体。乙状结肠镜检查，见黏膜大多正常，有散在溃疡。细菌性痢疾易并发肝脓肿。

乙脑：表现和流行季节与菌痢（重型或中毒型）相似，后者发病更急，进展迅猛，且易并发休克，可以温盐水灌肠并做镜检及细菌培养。此外，细菌性痢疾尚应与沙门菌感染、副溶血弧菌食物中毒、大肠杆菌腹泻、空肠弯曲菌肠炎、病毒性肠炎等相鉴别。

慢性菌痢应与慢性血吸虫病、直肠癌、非特异性溃疡性结肠炎等鉴别。

三、核心病机

本病的病位在肠，与脾、胃、肠、肾等脏腑有关。发病主要是感受湿热疫毒。其诱因可以由饮食不洁，病邪随之而入。湿热疫毒侵袭机体，损伤脾胃，湿热积滞郁蒸肠中，气机不畅，运化失司，气血阻滞，热毒壅盛，互相搏结，化为脓血，而成痢疾。若因脾胃受伤，中阳被遏，湿从寒化，则成寒湿之痢。若因平素脾肾虚弱，病邪留恋不去，每成久痢不愈之症，常呈虚实夹杂之象。

四、辨证论治

（一）急性菌痢

1. 湿热痢

主症：腹痛阵阵，痢下赤白脓血，口干喜饮或伴发热，里急后重，肛门灼热，小便短赤，呕恶。

舌脉：苔黄腻，脉滑数。

治法：化湿解毒，调气行血。

参考方药：芍药汤加减。常用药物：黄连、黄芩、大黄、当归、白芍、甘草、木香、槟榔、肉桂。

用法：水煎服，日一剂。

加减：兼饮食积滞，嗳气吞酸，腹部胀满，加莱菔子、神曲、焦山楂以消食导滞；湿重于热，痢下白多赤少，舌苔白腻，去当归、黄芩，加茯苓、苍术、厚朴、陈皮以燥湿健脾；痢下鲜红，加地榆、苦参、牡丹皮、侧柏叶以凉血止血。

中成药：木香槟榔丸、复方黄连素片、香连浓缩丸等。

2. 寒湿痢

主症：腹痛拘急或胀满，喜温喜暖，下痢白多赤少或纯白冻，头沉身重。

舌脉：舌质淡，苔白腻，脉濡缓。

治法：温中燥湿，调气和血。

参考方药：不换金正气散加减。常用药物：藿香、苍术、厚朴、法半夏、陈皮、木香、枳实、桂枝、炮姜、白芍、当归。

用法：水煎服，日一剂。

中成药：参苓白术丸，藿香正气系列制剂等。

3. 疫毒痢

主症：发病急骤，腹痛剧烈，里急后重较剧，高热，痢下鲜紫脓血，可有昏迷痉厥。

舌脉：舌红绛，苔黄燥，脉滑数。

治法：清热，解毒，凉血。

参考方药：白头翁汤加减。常用药物：白头翁、黄连、黄芩、黄柏、秦皮、当归、白芍、木香、槟榔。

用法：水煎服，日一剂。

加减：若发生厥脱，面色苍白，四肢厥逆而冷汗出，唇甲紫暗，尿少，脉微细欲绝，甚至神昏、惊厥者必须采用综合性抢救措施，中西医结合治疗，以挽其危。

中成药：注射剂，①参麦注射液 10 ~ 60ml，1 日 1 次；②紫雪散，口服，1 次 1.5 ~ 3.0g，1 日 2 次（周岁小儿 1 次 0.3g，5 岁以内小儿每增 1 岁，递增 0.3g，1 日 1 次）。

（二）慢性菌痢

1. 阴虚痢

主症：脐下急痛，里急后重，痢下脓血黏稠，虚坐努责，五心烦热。

舌脉：舌红绛少苔，脉细数。

治法：养阴清热，和血止痛。

参考方药：黄连阿胶汤加减。常用药物：黄连、乌梅、黄芩、阿胶、当归、白芍、地榆炭。

用法：水煎服，日一剂。

加减：下痢无度，虚坐努责，加赤石脂、禹余粮、人参以收涩固脱。

2. 虚寒痢

主症：腹部隐痛，痢下稀薄或白冻，滑脱不禁，四肢不温，畏寒神倦，食少神疲。

舌脉：舌淡，苔薄白，脉沉细而弱。

治法：温补脾胃，收涩固脱。

参考方药：桃花汤加减。常用药物：制附片、干姜、人参、白术、甘草、肉桂、赤石脂、诃子、罂粟壳、肉豆蔻、白芍、当归、木香。

用法：水煎服，日一剂。

中成药：附子理中丸，口服，1 次 1 丸，1 日 2 次。

3. 休息痢

主症：下痢时发时止，缠绵不愈，饮食减少，里急后重，神倦，大便夹有黏液，或见赤色。

舌脉：舌质淡，苔腻，脉濡或虚数。

治法：温中清肠，调气化滞。

参考方药：连理汤。常用药物：人参、白术、干姜、甘草、黄连、木香、槟榔、枳实、当归。

用法：水煎服，日一剂。

五、预防

1. 管理好传染源

早期发现患者和带菌者，早期隔离，直至粪便培养隔日 1 次，连续 2～3 次阴性方可解除隔离。早治疗，彻底治疗。对于托幼、饮食行业、供水等单位人员，定期进行查体、做粪便培养等，以便及时发现带菌者。对于慢性菌痢带菌者，应调离工作岗位，彻底治愈后方可恢复原工作。

2. 切断传播途径

认真贯彻执行"三管一灭"（即管好水源、食物和粪便及消灭苍蝇），注意个人卫生，养成饭前便后洗手的良好卫生习惯。严格贯彻执行各种卫生制度。

3. 保护易感人群

痢疾菌苗疗效一般不够肯定。近年来主要采用口服活菌苗，用于主动免疫，已获初步效果。注意个人及环境卫生，消灭蚊蝇，不食用变质及不洁净食物。在流行季节，可适当食用生蒜瓣，1 次 1～3 瓣，1 日 2～3 次，或将大蒜瓣放入菜食之中食用，亦可用马齿苋、绿豆适量，煎汤饮用，或马齿苋、陈茶叶共研细末，大蒜瓣捣泥拌和，入糊为丸，如龙眼大小，1 次 1 丸，1 日 2 次，连服 1 周。

第二节　伤寒、副伤寒

伤寒是由肠沙门菌肠亚种伤寒血清型引起的肠道传染病。副伤寒是由肠沙门菌肠亚种副伤寒甲或乙或丙血清型引起的一种和伤寒相似的疾病。副伤寒甲、乙的症状与伤寒相似，但一般病情较轻，病程较短，病死率较低。副伤寒丙的症状较为不同，可表现为轻型伤寒，急性胃肠炎或脓毒症。伤寒和副伤寒可因水源和食物污染发生暴发流行。本病分布我国各地，常年散发，以夏秋季最多，发病以儿童、青壮年较多。

一、临床表现

伤寒之潜伏期长短因感染病菌多寡而不同，平均为 1～2 周。副伤寒潜伏期为 1～10 天。

典型的伤寒自然病程为时约 4 周可分为四期。

1. 初期

初期相当于病程第1周,起病大多缓慢,发热是最早出现的症状,常伴有全身不适、乏力、食欲减退、咽痛与咳嗽等。病情逐渐加重体温呈阶梯形上升于5～7天内达39～40℃,发热前可有畏寒而少寒战,退热时出汗不显著。

2. 极期

极期相当于病程第2～3周,常有伤寒的典型表现有助于诊断。

（1）高热持续不退,呈稽留热型,少数呈弛张热型或不规则热型,持续10～14天。

（2）消化系统症状:食欲不振较前更为明显,舌尖与舌缘的舌质红苔厚腻（即所谓伤寒舌）,腹部不适,腹胀,多有便秘,少数则以腹泻为主。由于肠道病多在回肠末段与回盲部,右下腹可有轻度压痛。

（3）神经系统症状:与疾病的严重程度成正比,是由于伤寒杆菌内毒素作用中枢神经系统所致。患者精神恍惚、表情淡漠呆滞、反应迟钝、听力减退,重者可有谵妄、昏迷或出现脑膜刺激征（虚性脑膜炎）,此等神经系统症状多随体温下降逐渐恢复。

（4）循环系统症状:常有相对缓脉或有时出现重脉是本病的临床特征之一。但并发中毒性心肌炎时相对缓脉不明显。

（5）病程第6天开始,在左季肋下常可触及脾大,质软或伴压痛。少数患者肝脏亦可肿大,质软或伴压痛重者出现黄疸。肝功能有明显异常者提示中毒性肝炎存在。

（6）病程7～13天,部分患者的皮肤出现淡红色小斑丘疹（玫瑰疹）,直径2～4mm,压之褪色,为数在12个以下,分批出现,主要分布于胸腹,也可见于背部及四肢,在2～4天内消失。水晶形汗疹（或称白痱）也不少见,多发生于出汗较多者。

3. 缓解期

缓解期相当于病程第3～4周,人体对伤寒杆菌的抵抗力逐渐增强,体温出现波动,并开始下降,食欲逐渐好转,腹胀逐渐消失,脾大开始回缩,但在本期内有发生肠出血或肠穿孔的危险,需特别提高警惕。

4. 恢复期

恢复期相当于病程第4周末,开始体温恢复正常,食欲好转,一般在1个月左右完全恢复健康。

二、诊断与鉴别诊断

（一）伤寒、副伤寒的诊断

根据当地伤寒流行情况,本人既往病史、有无伤寒菌苗接触史、有无与伤寒患者接触史及稽留高热、特殊中毒症状，以及实验室检查病程中白细胞计数减少，分类中性粒细胞相对增加，而嗜酸粒细胞减少或消失，肥达氏反应（＋）呈 4 倍以上增长，抗"O"＞1：80，抗"H"＞1：160 有意义。副伤寒甲、乙的凝集效价较高，但副伤寒乙易受回忆反应干扰；副伤寒丙效价较低。少数患者始终阴性。细菌培养：以血、骨髓、粪便及局部化脓病灶脓液培养阳性确诊。

（二）鉴别诊断

（1）伤寒早期（第一周以内）：特征性表现尚未显露，应该与病毒感染、疟疾、钩端螺旋体病、急性病毒性肝炎等相鉴别。

（2）伤寒的极期（第二周以后）：多数病例无典型伤寒表现，需与败血症、粟粒性结核、布鲁菌病、地方性斑疹伤寒、结核性脑膜炎等疾病相鉴别。

三、核心病机

核心病机是湿热，其临床证候虽复杂多样，但以气分湿热蕴蒸为主，故应注重气分病证的辨证施治，湿热是太阴、阳明两经同病，治疗上首先分解湿热，清热祛湿同治，其次要健脾，再次通利三焦。脾的健运功能失调是形成内湿的关键，故健脾、清热、利湿要贯穿在整个治疗过程中。

四、辨证论治

（一）1 期，卫气同病，湿阻内外

舌脉：舌红，苔白腻，脉濡缓。
治法：芳香辛散，宣化表里湿邪。
参考方药：藿朴夏苓汤加减。藿香、川朴、姜半夏、赤苓、杏仁、生薏苡仁、白蔻仁、猪苓、淡豆豉、泽泻、通草。
用法：水煎服，日一剂。
加减：外寒明显，头痛身痛着，加防风、羌活；发热明显者加柴胡。
中成药：藿香正气系列制剂等。

（二）2 期，湿热交蒸

舌脉：舌红，苔白腻或黄滑腻，脉濡缓或濡数。
治法：燥湿泄热，通利三焦。
参考方药：甘露消毒丹加减。常用药物：黄连、连翘、石菖蒲、滑石、茵陈、厚朴、半夏、淡竹叶、佩兰、栀子、苍术、生石膏、知母。

用法：水煎服，日一剂。

加减：见皮疹者加紫草；口渴者加生地；呕逆者加生姜。

中成药：葛根芩连微丸、黄连素片等。

（三）3期，湿减热退

舌脉：舌红，苔厚腻渐化，脉濡缓。

治法：健脾化湿清热。

参考方药：三仁汤加减。常用药物：茯苓、薏苡仁、白蔻仁、滑石、厚朴、白术、茵陈、砂仁、白扁豆、苍术、陈皮、通草。

用法：水煎服，日一剂。

加减：热重者加黄连、栀子；湿重者加半夏、厚朴。

（四）4期，湿热未清

舌脉：舌红，苔薄，脉缓。

治法：轻清芳化，涤除余邪。

参考方药：薛氏五叶芦根汤加减。常用药物：藿香叶、薄荷叶、鲜荷叶、枇杷叶、佩兰叶、芦根、冬瓜仁。

用法：水煎服，日一剂。

加减：纳差脾虚者，加扁豆、薏仁、山药；兼寒者加干姜。

中成药：胃苏颗粒。

五、预防

本病的关键性预防控制策略是提供安全饮水、有效污水处理和卫生食品制作条件，其他策略还包括个人卫生和更适宜的卫生条件。

第三节　霍　　乱

霍乱是由霍乱弧菌引起的一种烈性肠道传染病，本病主要由水传播，污染的食物对传播也很重要，手及苍蝇等污染细菌后对传播疾病也起一定作用。在新感染区，成人比儿童易受感染，在老疫区，儿童发病率较成人为高。临床表现轻重不一，典型病例病情严重，出现剧烈泻吐、严重脱水、微循环衰竭、代谢性酸中毒和急性肾衰竭等，治疗不及时常易死亡。

一、临床表现

潜伏期：绝大多数为 1～2 日，可短至数小时或长达 5～6 日。

本病典型病例病程分为以下三期。

1. 泻吐期

泻吐期多以突然腹泻开始，继而呕吐。一般无明显腹痛，无里急后重感。每日大便数次甚至难以计数，量多，每天 2000～4000ml，严重者 8000ml 以上。初为黄水样，不久转为米泔水水样便，少数患者有血性水样便或柏油样便，腹泻后出现喷射性和边疆性呕吐，初为胃内容物，继而水样、米泔样。呕吐多不伴有恶心，喷射样，其内容物与大便性状相似。少部分的患者腹泻时不伴有呕吐。本期持续数小时至 1～2 天。

2. 脱水虚脱期

由于严重泻吐引起体液与电解质的大量丢失，出现循环衰竭，表现为血压下降、脉搏微弱、血红蛋白及血浆比重显著增高，尿量减少甚至无尿。机体内有机酸及氮素产物排泄受障碍，患者往往出现酸中毒及尿毒症的初期症状。血液中钠、钾等电解质大量丢失，患者出现全身性电解质紊乱。缺钠可引起肌肉痉挛，特别以腓肠肌和腹直肌为最常见。缺钾可引起低钾综合征，如全身肌肉张力减退、肌腱反射消失、鼓肠、心动过速、心律不齐等。由于碳酸氢根离子的大量丢失，可出现代谢性酸中毒，严重者神志不清，血压下降。此期持续数小时至 2～3 天。

脱水虚脱期患者的外观表现非常明显，严重者眼窝深陷，声音嘶哑，皮肤干燥皱缩、弹性消失，腹下陷呈舟状，唇舌干燥、口渴欲饮，四肢冰凉、体温常降至正常以下，肌肉痉挛或抽搐。

3. 恢复期

脱水纠正后，大多数患者症状消失，逐渐恢复正常，病程平均 3～7 日，少数可长达 10 日以上（多为老年患者或有严重合并症者）。部分患者可出现发热性反应，以儿童为多，这可能是由于循环改善后大量肠毒素吸收所致。体温可升高至 38～39℃，一般持续 1～3 日后自行消退。

二、诊断与鉴别诊断

（一）霍乱的诊断

（1）确诊标准：若具备下列条件之一者，可确诊为霍乱。①凡有腹泻呕吐等症状，大便培养霍乱弧菌阳性者。②霍乱流行期在疫区有典型霍乱症状而大便培养阴性无其他原因可查者。③有吐泻症状，霍乱弧菌培养阴性，做血清凝集试验第二份血清抗体效价呈 4 倍以上增高者。

（2）疑似标准：①凡有典型泻吐症状的非疫区首发病例，在病原学检查未确诊前。②霍乱流行期，曾接触霍乱患者，有腹泻症状而无其他原因可查者。③在非疫区，凡有典型泻吐症状，在病原学检查未确定时，或在霍乱流行期间，曾接触过霍乱患者，有腹泻症状而无其他原因可查者，均应高度怀疑为霍乱，在给予积极处理的同时，应做大便培养，隔日1次，连续3次阴性者，才可以否定诊断，并做出疫情更正报告。

（二）鉴别诊断

1. 与细菌性腹泻鉴别

排便次数明显超过平日习惯的频率，粪质稀薄，水分增加，每日排便量超过200g，或含未消化食物或脓血、黏液。腹泻常伴有排便急迫感、肛门不适、失禁等症状。腹泻分急性和慢性两类。急性腹泻发病急剧，病程在2～3周之内。细菌性腹泻一般由非O-1群弧菌和产生肠毒素的大肠杆菌（ETEC）引起。前者多数患者的腹泻伴剧烈腹痛和发热；1/4的患者粪便呈血性。大肠杆菌引起的腹泻一般病程较短。两者与霍乱的鉴别有赖于病原学检查。

2. 与中毒型菌痢鉴别

如果部分的粪便呈洗肉水样或痢疾样，则需与细菌性痢疾（是志贺菌属痢疾杆菌）引起的肠道传染病相鉴别。临床表现主要有发冷、发热、腹痛、腹泻、里急后重、排黏液脓血样大便。中毒型菌痢起病急骤、突然高热、反复惊厥、嗜睡、昏迷、迅速发生循环衰竭和呼吸衰竭，而肠道症状轻或缺如，病情凶险。菌痢常年散发，夏秋多见，是我国的常见病、多发病。本病有有效的抗生素治疗，治愈率高。疗效欠佳或慢性变多是因为未经正规治疗、未及时治疗、使用药物不当或耐药菌株感染。鉴别，后者多伴腹痛和里急后重，粪便量少，呈脓血样。

3. 与急性砷中毒相鉴别

急性砷中毒以急性胃肠炎为主要表现，粪便为黄色或灰白水样，常带血，严重者尿量减少，甚至尿闭及循环衰竭等。检查粪便或呕吐物砷含量可明确诊断。

4. 霍乱应与各种细菌性食物中毒相鉴别

如金黄色葡萄球菌、变形杆菌、蜡样芽孢杆菌及副溶血如金黄色葡萄球菌、变形杆菌、蜡样芽孢杆菌及副溶血弧菌引起者，各种食物中毒起病急，同食者常集体发病，常先吐后泻，排便前有阵发性腹痛，粪便常为黄色水样，偶带脓血。

三、核心病机

本病核心病机是由于感受暑湿、邪阻中焦、秽浊扰乱胃肠，遂成洞泄呕吐。吐泻重则秽浊凝滞，脉络闭塞，阳气暴伤，阴液干枯，可因心阳衰竭而死亡。

四、辨证论治

（一）泻吐期

1. 暑热证

主症：吐泻骤作，吐物有腐臭，烦躁不安，口渴欲饮，小便短赤。

舌脉：舌苔黄糙，脉象滑数。

治法：清热避秽。

参考方药：黄芩定乱汤《霍乱论》加减。常用药物：黄芩、黄连、蒲公英、姜半夏、吴茱萸、滑石。

加减：转筋者加木瓜、白芍；口渴严重者去姜半夏加天花粉。

中成药：玉枢丹（紫金片），有呕吐者先服此丹1.5克，服后呕吐稍止，再服汤药。

2. 暑湿证

主症：突然泻吐，胸脘痞闷，渴不欲饮或喜热饮，体倦思睡。

舌脉：舌苔白腻，脉象濡缓。

治法：芳香化浊，温运中阳。

参考方药：藿香正气散加减。常用药物：藿香、姜半夏、陈皮、茯苓、厚朴、黄连、吴茱萸。

中成药：藿香正气水（丸），每次2瓶（6克），日服2～3次。

（二）脱水虚脱期

1. 气阴两虚证

主症：吐泻较剧，气阴两虚，皮肤潮红，干瘪微汗，身热口渴，腿腹抽筋，腹胀尿闭。

舌脉：舌质淡红、苔黄或白且燥，脉象细数。

治法：气阴双补，扶正祛邪。

参考方药：生脉散加减。常用药物：党参、麦冬、五味子、黄连、白芍、炙甘草。

2. 心阳衰竭证

主症：面色苍白，眼窝凹陷，声音嘶哑，形寒肢冷，冷汗淋漓，手足螺瘪，筋脉痉挛。

舌脉：舌苔白腻，脉象沉细。

治法：温运中阳，活血祛瘀。

参考方药：附子理中汤加减。常用药物：党参、附子、干姜、甘草、焦白术、葱白、黄连、桂枝。

加减法：发绀重者，加当归、川芎。

（三）反应期及恢复期

主症：乏力倦怠、胃纳不佳，精神不爽，午后微热。

舌脉：舌质偏红，苔薄黄糙，脉细。

治法：清热扶正。

参考方药：清暑益气汤（《温热经纬》）加减。常用药物：太子参、麦冬、竹叶、石斛、乌梅、荷叶、西瓜皮。

加减：热重者，加生石膏；小便不利者，加茯苓；食饮不振者，加焦三仙。

五、预防

前往霍乱疫区者，应接受防疫注射，功效约可持续 6 个月。但即使接受了注射，仍有可能染上霍乱。保持食水清洁，将食水净化及消毒，并在饮用前煮沸，彻底煮熟食物。霍乱病菌在 100℃时，3 分钟便死亡。避免食物互相污染，尤其是即食食品和生吃的食物。注意个人卫生及保持环境清洁。

第四节　细菌性食物中毒

细菌性食物中毒是指由于进食被细菌或细菌毒素所污染的食物而引起的急性感染中毒性疾病。根据临床表现不同，分为胃肠型食物中毒和神经型食物中毒。

胃肠型食物中毒

胃肠型食物中毒多见于气温较高、细菌易在食物中生长繁殖的夏秋季节，以恶心、呕吐、腹痛、腹泻等急性胃肠炎症状为主要特征。

一、临床表现

潜伏期短，超过 72 小时的病例可基本排除食物中毒。金黄色葡萄球菌食物中毒由积蓄在食物中的肠毒素引起，潜伏期 1 ~ 6 小时。产气荚膜杆菌进入人体后产生不耐热肠毒素，潜伏期 8 ~ 16 小时。侵袭性细菌如沙门氏菌、副溶血弧菌、变形杆菌等引起的食物中毒，潜伏期一般为 16 ~ 48 小时。

临床表现以急性胃肠炎为主，如恶心、呕吐、腹痛、腹泻等。葡萄球菌食物中毒呕吐较明显，呕吐物含胆汁，有时带血和黏液。腹痛以上腹部及脐周多见。腹泻频繁，多为黄色稀便和水样便。侵袭性细菌引起的食物中毒，可有发热、腹部阵发性绞痛和黏液脓血便。副溶血弧菌食物中毒的部分病例大便呈血水样。产气荚膜杆菌 a 型菌病情较轻，少数 c 型和 f 型可引起出血性坏死性肠炎。莫根变形杆菌还可发生颜面潮红、头痛、荨麻疹等过敏症状。腹泻严重者可导致脱水、酸中毒，甚至休克。

虽然绝大多数大肠杆菌为肠道正常菌群，但是仍有少部分特殊类型的大肠杆菌具有相当强的毒力，一旦感染，将造成严重疫情，其中最具代表性的就是代号为O157：H7 的大肠杆菌，它是 EHEC（肠出血性大肠杆菌）家族中的一员。美国在1982 年、1984 年、1993 年曾三次发生 O157：H7 的暴发性流行；日本曾在 1996年暴发过一次波及 9000 多人的大流行。O157：H7 感染后的主要症状正是出血性腹泻，严重者可伴发溶血尿毒综合征（HUS），危及生命。根据不同的生物学特性将致病性大肠杆菌分为六类：肠致病性大肠杆菌（EPEC）、肠产毒性大肠杆菌（ETEC）、肠侵袭性大肠杆菌（EIEC）、肠出血性大肠杆菌（EHEC）、肠黏附性大肠杆菌（EAEC）和弥散黏附性大肠杆菌（DAEC）。

二、诊断与鉴别诊断

（一）胃肠型食物中毒的诊断

患者有进食变质食物、海产品、腌制食品、未煮熟的肉类、蛋制品等病史。共餐者在短期内集体发病有重要的参考价值。主要表现为急性胃肠炎的临床特征，病程较短，恢复较快。结合可疑食物、呕吐物和粪便的细菌培养结果可确诊。可疑时，尤其是怀疑细菌毒素中毒者，可做动物试验，以检测细菌毒素。

（二）鉴别诊断

（1）非细菌性食物中毒：食用发芽马铃薯、苍耳子、苦杏仁、河豚鱼或毒蕈等中毒者，潜伏期仅数分钟至数小时，一般不发热，以多次呕吐为主，腹痛、腹泻较少，但神经症状较明显，病死率较高。汞砷中毒者有咽痛、充血、吐泻物中含血，经化学分析可确定病因。

（2）霍乱及副霍乱：为无痛性泻吐，先泻后吐为多，且不发热，大便呈米泔水样，因潜伏期可长达 6 天，故罕见短期内大批患者。大便涂片荧光抗体染色镜检及培养找到霍乱弧菌或受尔托弧菌，可确定诊断。

（3）急性菌痢：偶见食物中毒型暴发。一般呕吐较少，常有发热、里急后重，粪便多混有脓血，下腹部及左下腹明显压痛，大便镜检有红细胞、脓细胞及巨噬细胞，大便培养约半数有痢疾杆菌生长。

（4）病毒性胃肠炎：是由多种病毒引起，以急性小肠炎为特征，潜伏期24 ~ 72 小时，主要表现有发热，恶心、呕吐，腹胀，腹痛及腹泻，排水样便或稀便，吐泻严重者可发生水、电解质及酸碱平衡紊乱。

三、核心病机

本病核心病机为湿邪致泻，脾喜燥而恶湿，外邪袭体，可直接影响脾胃的运化功能，使脾失健运，而为泄泻。风、寒、暑、热之邪亦需夹杂湿邪方能为病，故《杂病源流犀烛·泄泻源流》谓："湿胜则飧泄，乃独由于湿耳？不知风寒热虚，虽皆能为病，苟脾强无湿，四者均不得而干之，何自成泄？是泄虽有风寒热虚之不同，要未有不源于湿者也。"

四、辨证论治

1. 湿热内蕴

主症：起病急骤，吐泻并作，脘腹疼痛，吐下急迫，或泻而不爽，其气臭秽，肛门灼热，烦热口渴，小便短赤。

舌脉：舌苔黄腻，脉多滑数或濡数。

治法：清热利湿。

参考方药：葛根芩连汤加减。常用药物：葛根、金银花、茯苓、黄芩、车前子、黄连、通草、甘草。

加减：若湿邪偏重者，可加厚朴、薏苡仁；夹食滞者宜加神曲、山楂、麦芽；如有发热、头痛、脉浮等风热表证者，可加连翘、薄荷；如在夏季盛暑之时，可酌加藿香、香薷、扁豆花、荷叶。

2. 寒湿内困

主症：呕吐清水，泻下清稀，甚至如水样，腹痛肠鸣，脘闷食少，口淡不渴，小便清而量少，或兼有恶寒，头痛，肢体酸痛。

舌脉：苔白腻，脉濡缓。

治法：芳香化湿，散寒和中。

参考方药：藿香正气散加减。常用药物：藿香、紫苏、大腹皮、白术、厚朴、半夏、白芷、茯苓、桔梗、甘草、生姜、大枣。

加减：若表邪较重者，可加荆芥、防风；湿邪较重而症见胸闷食少、肢体倦怠、苔腻或白滑者，可加苍术、陈皮、猪苓、木香。

3. 阴竭阳脱

主症：吐下无度，口干咽燥，目眶凹陷，神昏，呼吸急促，四肢厥冷。

舌脉：舌光红或淡暗，脉微细欲绝。

治法：回阳固脱，益气救阴。

参考方药：参附龙牡汤合生脉散。常用药物：人参、附子、龙骨、牡蛎、干姜、炙甘草、麦冬、五味子。

五、预防

一旦发生可疑食物中毒后，应立即报告当地卫生防疫部门，及时进行调查、分析、制定防疫措施，及早控制疫情。

认真贯彻《食品卫生法》，加强食品卫生管理。对广大群众进行卫生宣传教育，不食用不洁、腐败、变质食物或未煮熟的肉类食物。

神经型食物中毒

神经型食物中毒特指肉毒中毒，是由于进食含肉毒梭菌外毒素的食物而引起的急性中毒疾病。肉毒杆菌分泌的肉毒素中毒是属于神经型食物中毒，亦称肉毒中毒。临床以恶心、呕吐及中枢神经系统症状如眼肌及咽肌瘫痪为主要表现。如抢救不及时，病死率较高。

一、临床表现

潜伏期为 12 ~ 36 小时，最短为 2 ~ 6 小时，长者可达 8 ~ 10 天。

中毒剂量越大则潜伏期越短，病情亦越重。起病突然，病初可有头痛、头昏、眩晕、乏力、恶心、呕吐（E 型菌恶心呕吐重，A 型菌及 B 型菌较轻）；稍后，眼内外肌瘫痪，出现眼部症状，如视力模糊，复视，眼睑下垂，瞳孔散大，对光反射消失，口腔及咽部潮红，伴有咽痛，如咽肌瘫痪，则致呼吸困难，肌力低下主要见于颈部及肢体近端，由于颈肌无力，头向前倾或倾向一侧，腱反射可呈对称性减弱。自主神经末梢先兴奋后抑制，故泪腺、汗腺及涎腺等先分泌增多而后减少，血压先正常而后升高，脉搏先慢后快，常有顽固性便秘、腹胀、尿潴留，病程中患者神志清楚，感觉正常，不发热，轻者 5 ~ 9 日内逐渐恢复，但全身乏力及眼肌瘫痪持续较久。

二、诊断与鉴别诊断

（一）中枢型食物中毒的诊断

根据患者有特殊饮食史，进食可疑食物，特别是火腿、腊肠、罐头等食品。同餐者集体发病。有特殊的神经系统症状与体征，如复视、斜视、眼睑下垂、吞咽困难、呼吸困难等。确诊可用动物试验检查患者血清及可疑食物中的肉毒毒素，亦可用可疑食物进行厌氧菌培养，分离病原菌。

（二）鉴别诊断

本病应与脊髓灰质炎、白喉后神经麻痹、乙脑、急性多发性神经根炎、毒蕈中毒等相鉴别。

三、核心病机

目前中医对该病无明确记载。

第五节　结核分枝杆菌感染

结核分枝杆菌,是引起结核病的病原菌,可侵犯全身各器官,但以肺结核为最多见。我国的结核病疫情主要由名为"北京家族"的一类结核分枝杆菌所致,该类菌株因致病性强而备受关注。结核病至今仍为重要的传染病。开放型的肺结核患者,是主要的传染源,主要是通过呼吸道飞沫传播。所有人都可以感染,但是生活比较贫困、营养不良及患有其他疾病、免疫力比较差的患者更加容易感染肺结核。据 WHO 报道,每年约有 800 万新病例发生,至少有 300 万人死于该病。中国新中国成立前死亡率达 200 ~ 300 人 /10 万,居各种疾病死亡原因之首,新中国成立后人民生活水平提高,卫生状态改善,特别是开展了群防群治,儿童普遍接种卡介苗,结核病的发病率和死亡率大为降低。但应注意,世界上有些地区因艾滋病、吸毒、免疫抑制剂的应用、酗酒和贫困等原因,发病率又有上升趋势。早期诊断,正规治疗多可痊愈。随着多耐药结核的出现及艾滋病等免疫力低下疾病的增多,治疗难度加大。

一、临床表现

肺结核潜伏期长短不一,通常为 4 ~ 8 周。

结核分枝杆菌可通过呼吸道、消化道或皮肤损伤侵入易感机体,引起多种组织器官的结核病,其中以通过呼吸道引起肺结核为最多。因肠道中有大量正常菌群寄居,结核分枝杆菌必须通过竞争才能生存并和易感细胞黏附。肺泡中无正常菌群,结核分枝杆菌可通过飞沫微滴或含菌尘埃的吸入,故肺结核较为多见。

（一）肺部感染

（1）由于感染菌的毒力、数量、机体的免疫状态不同,肺结核可有以下两类表现。

1）原发感染:多发生于儿童。肺泡中有大量巨噬细胞,少数活的结核分枝杆菌进入肺泡即被巨噬细胞吞噬。由于该菌有大量脂质,可抵抗溶菌酶而继续繁殖,使巨噬细胞遭受破坏,释放出的大量菌在肺泡内引起炎症,称为原发灶。初次感染的机体因缺乏特异性免疫,结核分枝杆菌常经淋巴管到达肺门淋巴结,引起肺门淋巴结肿大,称原发综合征。此时,可有少量结核分枝杆菌进入血液,向全身扩散,但不一定有明显症状（称为隐性菌血症）;与此同时原发灶内巨噬细胞将特异性抗原递呈给周围淋巴细胞。感染 3 ~ 6 周,机体产生特异性细胞免疫,同时也出现超敏反应。病灶中结核分枝杆菌细胞壁磷脂,一方面刺激巨噬细胞转化为上皮样细胞,后者相互融合或经核分裂形成多核巨细胞（即朗汉斯巨细胞）;另一方面抑制蛋白酶对组织的溶解,使病灶组织溶解不完全,产生干酪样坏死,周围包着上皮样细胞,外有淋巴细胞、巨噬细胞和成纤维细胞,形成结核结节（即结核肉芽肿）是结核的典型病理特征。感染后约 5% 可发展为活动性肺结核，其中少数患者因免疫低下，可经血和淋巴系统，播散至骨、关节、肾、脑膜及其他部位引起相应的结核病。90% 以上的原发感染形成纤维化或钙化，不治而愈，但病灶内常仍有一定量的结核分枝杆菌长期潜伏，不但能刺激机体产生免疫也可成为日后内源性感染的渊源。

2）原发后感染：病灶亦以肺部为多见。病菌可以是外来的（外源性感染）或原来潜伏在病灶内的（内源性感染）。由于机体已有特异性细胞免疫，因此原发后感染的特点是病灶多局限，一般不累及邻近的淋巴结，被纤维素包围的干酪样坏死灶可钙化而痊愈。若干酪样结节破溃，排入邻近支气管，则可形成空洞并释放大量结核分枝杆菌至痰中。

（2）肺结核的临床表现：肺结核初期或病变轻微者常无症状或症状轻微，易被患者等所忽略，而一般症状，与许多其他呼吸道感染相比，除了比较迁延外，一般很少有特征性。

（3）肺结核的局部症状

1）咳嗽：是肺结核的最多见的局部症状。早期咳嗽可以很轻，常呈单声咳，影响工作生活的程度不明显。当病变进展时，咳嗽可以加重；伴发支气管内膜结核时，咳嗽可以加剧，有时可发生呛咳，对久病不愈的患者，如发生支气管移位，气管因病灶粘连被牵拉，或被周围淋巴结压迫使支气管变形时，可以因通气不畅而发生刺激性咳嗽。

2）咳痰：起病初期咳痰不明显，或者有少量的白色黏液痰，但在病变扩大甚至肺部有空洞时痰量就会增加。在有其他致病菌感染时，痰量也会增多，且可出现黄脓痰，而且还可伴随全身症状出现发热、寒战等现象。

3）胸痛：也是肺结核病的主要局部症状，但一般必须病变波及胸膜尤其是波及壁层胸膜时可以出现胸痛。有时出现不定部位的隐痛，这是由于神经反射作用所致，在肺呼吸运动时不受影响。如果部位固定有刺痛，并随呼吸及咳嗽时加重，说明炎症刺激胸膜所致，有的患者常感觉肩部或上腹部痛，这可能是炎症刺激了横膈膜通过神经反射所致。

4）咯血：出现咯血的患者大约占肺结核患者的 1/3，出血量的多少就要视损伤血管的程度而定。

5）其他：当病变广泛，大量肺泡组织被破坏，氧交换受阻时，机体缺氧就会发生呼吸困难，甚至全身处于缺氧状态，会出现发绀，长期慢性缺氧导致杵状指。由于全身缺氧机体所有器官组织功能都将会有不同程度的改变。如消化系统缺氧就会发生消化不良，营养不良；脑缺氧就会发生嗜睡甚至昏迷；心脏缺氧就会发生心绞痛等。

（4）肺结核的全身症状

1）发热：见于病情进展期，表现午后低热（可能经过一天体力活动，破坏组织产物吸收入血增多所致）重症患者有不规则高热甚至稽留——消耗热，发热常常代表结核病的活动性。

2）盗汗：入睡或醒时，全身出汗，内衣尽湿。

3）其他不典型症状：包括疲倦乏力、精神萎靡、体重减轻、食欲不振，心跳加快（与体温一致）、月经失调等。

（二）肺外感染

部分患者结核分枝杆菌可进入血液循环引起肺内、外播散，如脑、肾结核，痰菌被咽入消化道也可引起肠结核、结核性腹膜炎等。

二、诊断与鉴别诊断

（一）肺结核的诊断

按照新修订的肺结核诊断标准（WS288-2008），肺结核分为确诊病例、临床诊断病例和疑似病例。

（1）确诊病例：包括涂阳肺结核、仅培阳肺结核和肺部病变标本病理学诊断为结核病变者三类。

1）涂阳肺结核：凡符合下列三项之一者为涂阳肺结核病例。① 2 份痰标本直接涂片抗酸杆菌镜检阳性；② 1 份痰标本直接涂片抗酸杆菌镜检阳性加肺部影像学检查符合活动性肺结核影像学表现；③ 1 份痰标本直接涂片抗酸杆菌镜检阳性加 1 份痰标本结核分枝杆菌培养阳性。

2）仅培阳肺结核：同时符合下列两项者为仅培阳肺结核病例。①痰涂片阴性；②肺部影像学检查符合活动性肺结核影像学表现加 1 份痰标本结核分枝杆菌培养阳性；③肺部病变标本病理学诊断为结核病变者。

（2）临床诊断病例：凡符合下列条件之一者为临床诊断病例（涂阴肺结核）。①三次痰涂片阴性，胸部影像学检查显示与活动性肺结核相符的病变且伴有咳嗽、咳痰、咯血等肺结核可疑症状；②三次痰涂片阴性，胸部影像学检查显示与活动性肺结核相符的病变且结核菌素试验强阳性；③三次痰涂片阴性，胸部影像学检查显示与活动性肺结核相符的病变且抗结核抗体检查阳性；④三次痰涂片阴性，胸部影像学检查显示与活动性肺结核相符的病变且肺外组织病理检查证实为结核病变者；⑤三次痰涂片阴性的疑似肺结核病例经诊断性治疗或随访观察可排除其他肺部疾病者。

符合临床诊断病例的标准，但确因无痰而未做痰菌检查的未痰检肺结核按涂阴肺结核的治疗管理方式采取治疗和管理。

（3）疑似病例：凡符合下列条件之一者为疑似病例。①有肺结核可疑症状的 5 岁以下儿童，同时伴有与涂阳肺结核患者密切接触史或结核菌素试验强阳性；②仅胸部影像学检查显示与活动性肺结核相符的病变。

（二）鉴别诊断

肺结核临床和 X 线表现可以酷似许多疾病，必须详细搜集临床及实验室和辅助检查资料，综合分析，并根据需要选择侵袭性诊断措施如纤维支气管镜采集微生物标本和活组织检查。

1. 肺癌

中央型肺癌常有痰中带血，肺门附近有阴影，与肺门淋巴结结核相似。周围型肺癌可呈球状、分叶状块影，需与结核球鉴别。肺癌多见于 40 岁以上嗜烟男性，常无明显毒性症状，多有刺激性咳嗽、胸痛及进行性消瘦。在胸部 X 线上结核球周围可有卫星灶、钙化，而肺癌病灶边缘常有切迹、毛刺。胸部 CT 扫描对鉴别诊断常有帮助。结合痰结核菌、脱落细胞检查及通过纤维支气管镜检查与活检等，常能及时鉴别。肺癌与肺结核可以并存，亦需注意发现。

2. 肺炎

原发综合征的肺门淋巴结结核不明显或原发灶周围存在大片渗出，病变波及整个肺叶并将肺门掩盖时，以及继发型肺结核主要表现为渗出性病变或干酪性肺炎时，需与肺炎特别是肺炎链球菌肺炎鉴别。细菌性肺炎起病急骤、高热、寒战、胸痛伴气急，X 线上病变常局限于一个肺叶或肺段，血白细胞总数及中性粒细胞增多，抗生素治疗有效，可资鉴别；肺结核尚需注意与其他病原体肺炎进行鉴别，关键是病原学检测有阳性证据。

3. 肺脓肿

肺脓肿空洞多见于肺下叶，脓肿周围的炎症浸润较严重，空洞内常有液平面。肺结核空洞则多发生在肺上叶，空洞壁较薄，洞内很少有液平面或仅见浅液平。此外，肺脓肿起病较急，高热，大量脓痰，痰中无结核菌，但有多种其他细菌，血白细胞总数及中性粒细胞增多，抗生素治疗有效。慢性纤维空洞合并感染时易与慢性肺脓肿混淆，后者痰结核菌阴性，鉴别一般不难。

4. 支气管扩张

支气管扩张有慢性咳嗽、咳脓痰及反复咯血史，需与继发型肺结核鉴别。胸部 X 线多无异常发现或仅见局部肺纹理增粗或卷发状阴影，CT 有助确诊。应当警惕的是，化脓性支气管扩张症可以并发结核感染，在细菌学检测时应予顾及。

5. 慢性支气管炎

老年慢性支气管炎症状酷似继发型肺结核。近年来老年人肺结核的发病率增高，需认真鉴别，及时 X 线检查和痰检有助确诊。

6. 非结核分枝杆菌肺病

非结核分枝杆菌（NTM）指结核和麻风分枝杆菌以外的所有分枝杆菌，可引起各组织器官病变，其中 NTM 肺病临床和 X 线表现类似肺结核。鉴别诊断依据菌种鉴定。

三、核心病机

本病属中医学"肺痨""痨瘵""肺疳"等范畴。其核心病机内因为正气亏耗，外因为受"痨虫"所染，邪趁虚而入，而致发病。病位在肺，肺主呼吸，受气于天，吸清呼浊，肺气虚，则卫外不固，水道通调不利，清肃失常，声嘶音哑。子盗母气则脾气受损，而倦怠乏力，纳呆便溏。肺虚肾失滋生之源，肾虚相灼金，上耗母气，而致骨蒸潮热，经血不调，腰酸滑精诸证。若肺金不能制肝木，肾虚不能养肝，肝火偏旺，上逆侮肺，则见胸胁掣痛，性急易怒。肾虚，水不济火，还可见虚烦不寐、盗汗等症。一般来说，初起肺体受损，肺阴受耗，肺失滋润，继则肺肾同病，兼及心肝，阴虚火旺，或肺脾同病，致气阴两伤，后期阴损及阳，终致阴阳俱伤的危重结局。

四、辨证论治

（一）肺阴亏虚

症状：干咳，咳声短促，或咯少量黏痰，或痰中带血丝或血点，血色鲜红，胸部隐隐闷痛，午后手足心热，皮肤干灼，口干咽燥，或有轻微盗汗。

舌脉：舌边尖红苔薄，脉细或细数。

治法：滋阴润肺，杀虫止咳。

参考方药：月华丸。常用药物：沙参、麦冬、天冬、生地、熟地、百部、獭肝、川贝、桑叶、菊花、阿胶、三七、茯苓、山药。

加减：若咳嗽频繁而痰少质黏者，加百合、杏仁、炙枇杷叶以润肺化痰止咳；痰中带血丝较多者，加白及、仙鹤草、白茅根、蛤粉炒阿胶等和络止血；若潮热骨蒸甚者，酌加银柴胡、地骨皮、功劳叶、青蒿等以清虚热。

（二）阴虚火旺

症状：呛咳气急，痰少质黏，或咳吐稠黄痰，量多，时时咯血，血色鲜红，午后潮热，骨蒸，五心烦热，颧红，盗汗量多，口渴，心烦，失眠，性情急躁易怒，或胸胁掣痛，男子可见遗精，女子月经不调，形体日渐消瘦。

舌脉：舌红而干，苔薄黄或剥，脉细数。

治法：滋阴降火。

参考方药：百合固金汤。常用药物：百合、麦冬、玄参、生地、熟地、当归、芍药、桔梗、贝母、甘草、鳖甲、知母、百部、白及、阿胶、五味子。

加减：若火旺较甚，热势明显升高，酌加胡黄连、黄芩、黄柏等苦寒泻火坚阴。痰热蕴肺，咳嗽痰黄稠浊，酌加桑白皮、知母、金荞麦根、鱼腥草等清化痰热。咯血较著者，去当归之辛窜，加黑山栀、紫珠草、大黄炭、地榆炭等凉血止血；血出紫黯成块，伴胸胁掣痛者，可酌加三七、茜草炭、花蕊石、蒲黄、郁金等化瘀和络止血。盗汗甚者可选加乌梅、煅牡蛎、麻黄根、浮小麦等敛营止汗。声音嘶哑或失音可加诃子、木蝴蝶、凤凰衣、胡桃肉等润肺肾而通声音。

（三）气阴耗伤

症状：咳嗽无力，气短声低，咳痰清稀色白，偶或痰中夹血，或咯血，血色淡红，午后潮热，伴有畏风，怕冷，自汗与盗汗并见，面色㿠白，颧红，纳少神疲，便溏。

舌脉：舌质嫩红，或舌淡有齿印，苔薄，脉细弱而数。

治法：益气养阴。

参考方药：保真汤。常用药物：党参、黄芪、白术、茯苓、甘草、天冬、麦冬、生地、熟地、当归、白芍、地骨皮、黄柏、知母、柴胡、莲心、厚朴、陈皮。

加减：可加白及、百部以补肺杀虫。咳嗽痰稀，可加紫菀、款冬花、苏子温润止嗽。夹有湿痰症状者，可加半夏、陈皮以燥湿化痰。咯血量多者可酌加花蕊石、蒲黄、仙鹤草、三七配合补气药以止血摄血。如纳少腹胀、大便溏薄等脾虚症状明显者，酌加扁豆、薏苡仁、莲子肉、山药等甘淡健脾。慎用地黄、阿胶、麦冬等滋腻之品，以免妨碍脾之健运，必要时可佐陈皮、麦芽等以助脾运。

（四）阴阳两虚

症状：咳逆喘息少气，咯痰色白，或夹血丝，血色暗淡，潮热，自汗，盗汗，声嘶或失音，面浮肢肿，心慌，唇紫，肢冷，形寒，或见五更泄泻，口舌生糜，大肉尽脱，男子滑精、阳痿，女子经少、经闭。

舌脉：舌质淡或光嫩少津，脉微细而数，或虚大无力。

治法：滋阴补阳。

参考方药：补天大造丸。常用药物：党参、黄芪、白术、山药、茯苓、白芍、地黄、当归、枸杞、龟板、鹿角胶、紫河车、枣仁、远志。

加减：若肾虚气逆喘息者，加胡桃仁、冬虫夏草、蛤蚧、五味子等摄纳肾气以定喘。阳虚血瘀水停者，可用真武汤合五苓散加泽兰、红花、北五加皮温阳化瘀行水。五更泄泻者配用煨肉豆蔻、补骨脂以补火暖土，此时忌投地黄、阿胶、当归等滋腻润肠之品。

五、预防

控制结核病主要方法有两条：①发现和治疗痰菌阳性者；②新生儿接种卡介苗，约 80% 获得保护力。

第十六章

其他病原感染

第一节 支原体肺炎

支原体肺炎是由肺炎支原体引起的肺炎，其病理变化以间质性肺炎为主。肺炎支原体是引起社区获得性肺炎的重要致病原。该病起病缓慢，有发热、咳嗽、少量咳痰或干咳等症状，肺部体征不明显，可引起肺外系统受累，好发于青少年，一般预后良好，多为自限性疾病。

一、临床表现

支原体肺炎的潜伏期为 1 ~ 3 周。

肺炎支原体感染主要表现为呼吸道症状。临床发病形式多样，病情轻重不一，表现为从无症状到严重的间质性肺炎。多数患者以发热、疲乏为主，部分患者可出现突发高热并伴有明显的头痛、肌痛及恶心等全身中毒症状。呼吸道症状以干咳最为突出，常持续 4 周以上，多伴有明显的咽痛，偶有胸痛、痰中带血。呼吸道以外的症状，以耳痛、麻疹样或猩红热样皮疹较多见，极少数患者可伴发胃肠炎、心包炎、心肌炎、脑膜脑炎、脊髓炎、溶血性贫血、DIC、关节炎及肝炎等。

阳性体征以显著的咽部充血和耳鼓膜充血较多见，少数患者可有颈部淋巴结肿大。肺部常无阳性体征，少数患者可闻及干湿啰音。外周血白细胞总数和中性粒细胞比例一般正常，少数患者可升高。

肺部阳性体征少而影像学表现明显是支原体肺炎的一个重要特点。病变多为边缘模糊、密度较低的云雾样片状浸润影，从肺门向外周肺野放射，肺实质受累时也可呈大片实变影。部分病例表现为节段性分布或双肺弥漫分布的网状及结节状间质浸润影。胸腔积液少见。与普通细菌性肺炎通常表现为下肺单一的实变影或片状浸润影相比，支原体肺炎累及上肺者或同时累及双肺者更多，且吸收较慢，即使经过有效治疗，也需要 2 ~ 3 周才能吸收，部分患者甚至延迟至 4 ~ 6 周才能完全吸收。

二、诊断与鉴别诊断

（一）支原体肺炎的诊断

肺炎支原体目前是社区获得性肺炎的主要致病原之一。根据临床表现、辅助检查和实验室检测结果做出诊断。

（1）流行病学史：支原体肺炎广泛存在于全球范围内，多为散发病例，3～6年发生一次地区性流行，容易在学校、幼儿园、军队等人员比较密集的环境中集中发病。当发生不明原因的肺炎地区性流行时，应给予足够的重视。

（2）临床表现：符合支原体肺炎临床表现，发热，疲倦无力，头痛、咽痛、咳嗽、声嘶、鼻卡他和耳痛症状，咳嗽少痰或干咳无痰。肺部影像学呈现支原体肺炎特点。

（3）实验室检查：血清特异性抗体检测是目前诊断肺炎支原体肺炎的主要手段。酶免疫测定试验或免疫荧光法可以分别检测肺炎支原体特异性 IgG 和 IgM，其中特异性 IgM 在感染后第 1 周即可出现，在感染后 3 周达到高峰，对早期诊断更有价值，但部分反复发生肺炎支原体感染的成年患者，特异性 IgM 可能持续阴性，因此，即使肺炎支原体特异性 IgM 多次阴性，也不能排除肺炎支原体急性感染。无论采用何种检测方法，急性期及恢复期的双份血清标本中，肺炎支原体特异性抗体滴度呈 4 倍或 4 倍以上增高或减低时，均可确诊为肺炎支原体感染，这是目前国际上公认的标准。此外，颗粒凝集试验特异性抗体滴度≥1∶160，或补体结合试验特异性抗体滴度≥1∶64，或特异性 IgM 阳性，也可作为诊断肺炎支原体近期感染或急性感染的依据。

基于核酸技术的肺炎支原体检测方法（如 PCR、实时 PCR 等）具有快速、简便、敏感度高的特点，但感染后肺炎支原体的持续存在、无症状的肺炎支原体携带可能造成假阳性。

（二）鉴别诊断

（1）军团菌肺炎由嗜肺军团菌所致，有共用空调、淋浴喷头史，发病集中，发病以老龄、免疫功能低下等患者易感染。根据流行病学、肺部体征及多系统损害，结合微生物学检查，可做出诊断。

（2）细菌性肺炎主要为肺链球菌所致。患者有高热、寒战、咳脓痰及肺部体征明显、白细胞增高，痰及血中可分离出致病菌。

（3）肺结核病程长，发病缓慢，有长期低热、咳嗽、咳痰史，痰中可查到抗酸杆菌。

（4）衣原体肺炎主要通过病原学检查进行区别。

三、核心病机

本病在中医多属于"风温肺热病、咳嗽"等范畴,核心病机为感受外邪、肺失宣肃,以及正气内虚、脏腑功能失调,主要病位在肺,发病以实证、热证为主。其基本病机为风热犯肺、邪热壅肺、气阴两虚。本病初期,病邪轻浅,风热在表,病位在肺卫,表现为风热犯肺证;本病中期,外邪传里,或内有蕴热,邪正相争,肺气壅滞,出现痰热壅肺证;痰热伤阴耗气,日久出现气阴两虚之证。

四、辨证论治

1. 风热犯肺

主症:头痛身痛、周身酸楚、咽痛流涕、咳嗽频剧,气粗或咳声嘎哑,咳痰不爽。

舌脉:舌淡红苔白,脉浮或浮数。

治法:疏风解表,宣肺止咳。

参考方药:银翘散加减。常用药物:金银花、连翘、荆芥穗、淡豆豉、桔梗、薄荷、芦根、竹叶、牛蒡子、甘草。

用法:水煎服,日一剂。

加减:热势较甚者,加黄芩、鱼腥草;咳嗽咳痰甚者,加瓜蒌、贝母;胸痛者,加郁金、桃仁。

2. 邪热壅肺

主症:身热不解、咳嗽喘逆、气急鼻煽、口干口渴,咳嗽气粗,痰质黏厚或稠黄。

舌脉:舌红苔黄,脉细数或滑数。

治法:泄热解毒,清肺止咳。

参考方药:麻杏石甘汤加减。常用药物:麻黄、生石膏、杏仁、炙甘草。

加减:痰多色黄者,加芦根、桔梗、浙贝母、炙百部、款冬花;兼胸痛者,加丝瓜络、郁金、延胡索;喘甚者,加桑白皮、葶苈子;胃纳差者,加陈皮、半夏。壮热不退者,可静脉滴注清开灵注射液 40 ~ 60ml。

3. 气阴两虚证

主症:咳嗽,无痰或少痰或咳痰不爽;气短乏力,动则加重;口干口渴;或盗汗或自汗,手足心热。

舌脉:舌体瘦小,质红或淡,苔薄少或花剥,脉沉细或细数。

治法:益气养阴,润肺化痰。

参考方药:生脉散合沙参麦冬汤。常用药物:太子参、南沙参、麦冬、五味子、玉竹、桑叶、天花粉、炙甘草。

加减:咳嗽严重者,加百部、炙枇杷叶、苦杏仁;低热不退者,加银柴胡、白薇;痰多者,加川贝母;失眠者,加百合;纳差者,加山药;口干甚者,加石斛、地骨皮。

五、预防

对暴发病例密切接触者可给予大环内酯类如阿奇霉素 500mg 首剂，以后每天 250mg，2～5 天口服，可能减少因支原体导致的发病，目前尚无可用疫苗。

第二节 莱 姆 病

莱姆病是由伯氏疏螺旋体感染而引起的一种自然疫源性疾病，是最常见的蜱传疾病之一。它既是一种自然疫源性疾病，又是一种人兽共患病。主要传播媒介是蜱，宿主动物有鸟类、小型啮齿类动物和大型哺乳类动物。莱姆病分布广泛，全球五大洲 70 多个国家均有病例报道，每年约有 85 500 例确诊病例，主要集中在北半球，如欧洲、北美和亚洲，其中欧美的发病情况最为严重。我国疫区主要集中在西北部、东北部和华北部林区，目前北京、天津、河北等 29 个省（市、自治区）已有确诊病例，吉林、辽宁、黑龙江等 20 个省（市、自治区）被证实存在莱姆病的自然疫源地。莱姆病患者如早期诊断和及早治疗，总体上预后较好，可以治愈，治疗越晚，效果越不明显。早期播散阶段患者累及心脏、神经系统如不及时治疗，可致残，甚至严重危及生命。有相关基因背景的人群可能发展为慢性莱姆病，对抗生素治疗欠敏感，易出现反复发作性慢性关节炎、神经系统后遗症等，莱姆病引起的慢性心脏病少见。较少的患者可以演变到莱姆病治疗后综合征阶段，临床表现类似纤维肌痛综合征和慢性疲劳综合征，影响生活质量。

一、临床表现

莱姆病的潜伏期为 3～32 天，临床症状可以分为 Ⅰ、Ⅱ、Ⅲ期，大部分莱姆病患者均会出现慢性游走性红斑、关节炎、神经和心脏受损等症状。莱姆病 Ⅰ 期为局限感染期，大多由于受到蜱的叮咬而出现慢性游走性红斑、斑疹等皮肤损伤，红斑症状平均持续 3 周，经常伴有发热、头疼、乏力、恶心、淋巴结肿大等症状。莱姆病 Ⅱ 期为扩散感染期，在感染数周后，患者的临床表现为心脏、神经系统出现明显受损。神经受损常表现为淋巴细胞性脑膜（脑）炎、颅神经炎和疼痛性神经根炎等；心脏受损以房室传导阻滞最常见，还可见急性心包炎及轻度左心室功能不全等。假若该病况持续数月，将会出现慢性神经异常。莱姆病 Ⅲ 期为持续感染期，主要症状为关节炎，60% 的患者为急性关节炎，在感染数周和数年内间歇、反复发作，尤其膝关节特别容易受损。

二、诊断与鉴别诊断

（一）莱姆病的诊断

①有慢性游走性红斑；②短暂或反复发作的非对称性关节肿和关节炎、淋巴细胞性脑膜炎、颅神经根炎（特别是面神经麻痹，可为双侧性）、神经根炎、脑脊髓炎（脑脊液中特异性抗体效价大于血清效价而证实为伯氏疏螺旋体感染），急性起病的一过性高度房室传导阻滞；③流行病学暴露史，指发病前 30 天内曾到过树林、灌木丛或草地等潜在性的蜱栖息地；④曾去过流行区，指既往该地区至少有 2 例莱姆病确诊病例，或有蜱叮咬史者显示有 BB 感染的血清学证据；⑤实验室检查：从感染组织或体液中分离到莱姆病螺旋体，或从血清、脑脊液中检测到高滴度特异性抗体或双份血清特异性抗体滴度有增加，并排除了梅毒和已知可引起假阳性的生物学原因。具备上述 5 项中 3 项或 3 项以上者即可诊断为莱姆病。

（二）鉴别诊断

莱姆病患者临床表现呈高度异质性，与多种风湿病及其他感染性疾病临床表现相似，容易误诊，因此严格的鉴别诊断十分重要，尤其是有皮损、关节炎、发热等症状时，需要与下列疾病鉴别：结核性风湿症、风湿热、类风湿关节炎、白塞病、系统性红斑狼疮、色素沉着绒毛结节性滑膜炎、纤维肌痛综合征、慢性疲劳综合征、风湿性多肌痛等相鉴别。神经系统受累时应注意与病毒性脑膜炎、吉兰－巴雷综合征、多发性硬化、重症肌无力、狼疮脑病等鉴别，脑脊液检测、肌电生理检测、颅脑磁共振检查等均有助于诊断。

但是不排除有合并上述疾病的可能。如果在原有上述疾病的基础上，存在莱姆病流行地区驻留史或可疑蜱叮咬史，同时出现慢性游走性红斑，风湿科医师应高度怀疑合并莱姆病的可能，对疑诊病例及早行血清学检测，以免延误诊断，影响疗效。如果实验室检查有高滴度的伯氏疏螺旋体特异性抗体存在，那么合并莱姆病的诊断则成立。

三、核心病机

本病起于夏秋季节疫虫叮咬皮肤，导致风湿热毒邪侵入，营卫失和，正邪相争，故恶寒发热、汗出体倦、头身重痛；热毒之邪入血分，迫血妄行可致皮肤红斑；正气不足，风热之邪乘虚侵袭面部经络气血阻滞，肌肉纵缓不收而成面瘫；风湿热邪流注经络关节，留滞关节，使气血痹阻而成痹证，出现关节的红、肿、热、痛；湿热易伤脾胃，气血化源不足，遂成疲劳乏力、心悸头晕、失眠健忘；若病久不愈，气血瘀阻，脾肾已伤，再加之余邪未尽，可致虚实夹杂的晚期复杂证候。总之，外感湿热之邪为主要病因，其发病及其传变过程，均与正邪之间的消长进退密切相关，正邪相争、正虚邪实的基本病机贯穿本病的全过程。

四、辨证论治

（一）早期

主症：发热、健忘、乏力、关节痛、头晕、焦虑、口干、肢体麻木、皮肤红斑。
治法：清热解毒凉血。
参考方药：化斑汤。常用药物：生石膏、知母、水牛角、炙甘草。

（二）中期

主症：头胀痛、颤抖、关节红肿疼痛。
治法：清热通络。
参考方药：白虎桂枝汤加减。常用药物：生石膏、知母、桂枝、炙甘草。

（三）晚期

主症：出现疲劳乏力、心悸头晕、失眠健忘、肢体沉重无力。
治法：益气扶正。
参考方药：托里消毒散加减。常用药物：人参、黄芪、当归、白芍、白芷、川芎、金银花、连翘。

五、预防

（一）个人防护

对于在疫区工作或停留的人员来说，需要穿着防护服或工作服，同时保证衣服的袖口、领口、裤脚等地方能够收紧，有条件者可以在衣物、鞋袜等涂抹药物来达到更好的防护效果。在工作区域休息时，尽量避开老鼠等动物的洞穴、鸟窝、蜱类活动的区域，脱下的衣帽捆绑后挂在高处，并保持戒备状态，收工后相互之间检查下衣服缝、翻领等地方，脱去衣服要检查耳后、腋下、大腿、腹股沟等处是否被蜱叮咬过。

（二）集体防护

（1）控制传染源：老鼠作为莱姆病重要的宿主，在人类的生活环境中也常常出现，因此在保持生活环境整洁的同时，也可以通过饲养家猫、器械灭鼠、毒饵灭鼠等多种方法来灭鼠。

（2）切断传播途径：加强环境治理，在居住区域和主要通道附近清除杂草、清扫落叶等，破坏蜱类和鼠类的栖息场所。严格管理家畜，将家畜的圈舍与住房保持一定的距离。科学管理莱姆病流行区域的屠宰场，并对肉食加工、储运和销售的地方进行卫生监督。

（3）药物防治：室内的门窗框、墙缝、地面、地板和其他的表面进行适量的药物喷洒，使用水剂或水乳剂来处理家畜体表及厩舍。对于不适合药物喷洒或者效果不显著的区域，可以使用趋避剂，该方法经常适用于个人防护。目前经常使用避蚊酮、避蚊胺、驱蚊酯、驱蚊灵、驱蚊醇等，其中避蚊酮、避蚊胺用于驱避蜱类效果较为显著。自 1998 年美国研发的预防莱姆病重组外膜蛋白 A 疫苗以来，目前尚缺乏特异性疫苗。

第三节　梅　　毒

梅毒（syphilis）是由苍白螺旋体引起的一种慢性、系统性的性传播疾病，是人类独有的疾病。显性和隐性梅毒患者是传染源，感染梅毒的人的皮损及其分泌物、血液中含有梅毒螺旋体。性接触是梅毒的主要传播途径，95% 以上是通过危险的或无保护的性行为传染，少数通过接亲吻、输血、污染的衣物等传染。未患病者在与梅毒患者的性接触中，皮肤或黏膜若有细微破损则可得病。患有梅毒的孕妇可通过胎盘传染给胎儿，引起胎儿宫内感染，可导致流产、早产、死胎或分娩胎传梅毒儿。一般认为孕妇梅毒病期越早，对胎儿感染的机会越大。孕妇即使患有无症状的隐性梅毒也具有传染性。

梅毒在全世界流行，据 WHO 估计，全球每年约有 1200 万新发病例，主要集中在南亚、东南亚和撒哈拉以南非洲。近年来梅毒在我国增长迅速，已成为报告病例数最多的性病。所报告的梅毒中，潜伏梅毒占多数，一期、二期梅毒也较为常见，先天梅毒报告病例数也在增加。

梅毒患者在抗梅治疗后，其血清反应一般有三种变化的可能：血清阴转；血清滴度降低不阴转，或血清抵抗；转阴后又变为阳性，或持续下降过程中又有上升，表明有复发或再感染。各期梅毒接受不同药物的治疗，血清反应阴转率可有差别。

一、临床表现及诊断

梅毒可分为后天获得性梅毒和胎传梅毒（先天梅毒）。获得性梅毒又分为早期和晚期梅毒。早期梅毒指感染梅毒螺旋体在 2 年内，包括一期、二期和早期隐性梅毒，一、二期梅毒也可重叠出现。晚期梅毒的病程在 2 年以上，包括三期梅毒、心血管梅毒、晚期隐性梅毒等。神经梅毒在梅毒早、晚期均可发生。胎传梅毒又分为早期（出生后 2 年内发病）和晚期（出生 2 年后发病）。

1. 一期梅毒

（1）流行病学史：有不安全性行为，多性伴或性伴感染史。

（2）临床表现：①硬下疳，潜伏期一般 2 ~ 4 周。常为单发，也可多发。初为粟粒大小高出皮面的结节，后发展成直径 1 ~ 2 cm 的圆形或椭圆形浅在性溃疡。典型的硬下疳界限清楚、边缘略隆起，创面平坦、清洁；触诊浸润明显，呈软骨样硬度；无明显疼痛或轻度触痛，多见于外生殖器部位。②腹股沟或患部近卫淋巴结肿大：可为单侧或双侧，无痛，相互孤立而不粘连，质中，不化脓破溃，其表面皮肤无红、肿、热。

（3）实验室检查：①采用暗视野显微镜或镀银染色显微镜检查法，取硬下疳损害渗出液或淋巴结穿刺液，可查到梅毒螺旋体，但检出率较低；②非梅毒螺旋体血清学试验阳性，如感染不足 2 ~ 3 周，该试验可为阴性，应于感染 4 周后复查；③梅毒螺旋体血清学试验阳性，极早期可阴性。

（4）诊断分类：①疑似病例，应同时符合临床表现和实验室检查中②项，可有或无流行病学史；或同时符合临床表现和实验室检查中③项，可有或无流行病学史。②确诊病例，应同时符合疑似病例的要求和实验室检查中①项，或同时符合疑似病例的要求和两类梅毒血清学试验均为阳性。

2. 二期梅毒

（1）流行病学史：有不安全性行为，多性伴或性伴感染史，或有输血史（供血者为早期梅毒患者）。

（2）临床表现：可有一期梅毒史（常在硬下疳发生后 4 ~ 6 周出现），病期 2 年内。①皮肤黏膜损害：皮损类型多样化，包括斑疹、斑丘疹、丘疹、鳞屑性皮损、毛囊疹及脓疱疹等，分布于躯体和四肢等部位，常泛发对称。掌跖部暗红斑及脱屑性斑丘疹，外阴及肛周的湿丘疹或扁平湿疣为其特征性损害。皮疹一般无瘙痒感，可出现口腔黏膜斑、虫蚀样脱发。二期复发梅毒皮损数目较少，皮损形态奇特，常呈环状，或弓形，或弧形。②全身浅表淋巴结可肿大。③可出现梅毒性骨关节、眼、内脏及神经系统损害等。

（3）实验室检查：①采用暗视野显微镜或镀银染色显微镜检查法，取二期皮损，尤其是扁平湿疣、湿丘疹，能查到梅毒螺旋体。口腔黏膜斑因不易与口腔中的其他螺旋体相鉴别，故不采用此法检查。②非梅毒螺旋体血清学试验阳性。③梅毒螺旋体血清学试验阳性。

（4）诊断分类：①疑似病例应同时符合临床表现和实验室检查中②项，可有或无流行病学史；②确诊病例应同时符合疑似病例的要求和实验室检查中①项，或同时符合疑似病例的要求和两类梅毒血清学试验均为阳性。

3. 三期梅毒

（1）流行病学史：有不安全性行为，多性伴或性伴感染史，或有输血史。

（2）临床表现：可有一期或二期梅毒史，病程 2 年以上。①晚期梅毒：皮肤黏膜损害，头面部及四肢伸侧的结节性梅毒疹，大关节附近的近关节结节，皮肤、口腔、舌咽的树胶肿，上腭及鼻中隔黏膜树胶肿可导致上腭及鼻中隔穿孔和马鞍鼻。骨梅毒，眼梅毒，其他内脏梅毒，累及呼吸道、消化道、肝脾、泌尿生殖系统、内分泌腺及骨骼肌等。②心血管梅毒，可发生单纯性主动脉炎、主动脉瓣闭锁不全、主动脉瘤等。

（3）实验室检查：①非梅毒螺旋体血清学试验阳性，极少数晚期梅毒可呈阴性；②梅毒螺旋体血清学试验阳性。

（4）诊断分类：①疑似病例应同时符合临床表现和实验室检查中①项，可有或无流行病学史；②确诊病例应同时符合疑似病例的要求和两类梅毒血清学试验均为阳性。

4. 神经梅毒

（1）流行病学史：有不安全性行为，多性伴或性伴感染史，或有输血史。

（2）临床表现：①无症状神经梅毒，无明显的神经系统症状和体征。②脑膜神经梅毒，表现为发热、头痛、恶心、呕吐、颈项强直、视神经盘水肿等。③脑膜血管梅毒，为闭塞性脑血管综合征的表现，如偏瘫、截瘫、失语、癫痫样发作等。④脑实质梅毒，可出现精神症状，表现为麻痹性痴呆，可出现注意力不集中、情绪变化、妄想，以及智力减退、判断力与记忆力、人格改变等；可出现神经系统症状，表现为震颤、言语与书写障碍、共济失调、肌无力、癫痫发作、四肢瘫痪及大小便失禁等。若梅毒螺旋体引起脊髓损伤，即为脊髓痨，可发生闪电样痛，感觉异常，触痛觉及温度觉障碍；深感觉减退及消失；位置觉和振动觉障碍等。

（3）实验室检查：①非梅毒螺旋体血清学试验阳性，极少数晚期患者可阴性；②梅毒螺旋体血清学试验阳性；③脑脊液检查：白细胞计数 $\geq 5 \times 10^6/L$，蛋白量 >500 mg/L，且无引起异常的其他原因。脑脊液荧光螺旋体抗体吸收试验（FTA-ABS）和（或）性病研究实验室（VDRL）试验阳性。在没有条件做 FTA-ABS 和 VDRL 的情况下，可以用梅毒螺旋体明胶凝集试验（TPPA）和快速血浆反应素环状卡片试验（RPR）/甲苯胺红不加热血清学试验（TRUST）替代。

（4）诊断分类：①疑似病例，应同时符合临床表现、实验室检查①、②、③中的脑脊液常规检查异常（排除引起异常的其他原因），可有或无流行病学史；②确诊病例，应同时符合疑似病例的要求和实验室检查③中的脑脊液梅毒血清学试验阳性。

5. 隐性梅毒（潜伏梅毒）

（1）流行病学史：有不安全性行为，多性伴或性伴感染史，或有输血史。

1）早期隐性梅毒：病程 <2 年；①在过去 2 年内有明确的高危性行为史，而 2 年前无高危性行为史。②在过去 2 年内，有符合一期或二期梅毒的临床表现，但未得到诊断和治疗者。③在过去 2 年内，性伴有明确的梅毒感染史。

2）晚期隐性梅毒：病程 >2 年。无法判断病程者作为晚期隐性梅毒处理。

（2）临床表现：无临床症状与体征。

（3）实验室检查：①非梅毒螺旋体血清学试验阳性，少数晚期隐性梅毒可呈阴性；②梅毒螺旋体血清学试验阳性；③脑脊液检查无明显异常。

（4）诊断分类：①疑似病例，应同时符合实验室检查中①项，既往无梅毒诊断与治疗史，无临床表现者；②确诊病例，同时符合疑似病例的要求和两类梅毒血清学试验均为阳性，如有条件可行脑脊液检查以排除无症状神经梅毒。

6. 胎传梅毒

（1）流行病学史：生母为梅毒患者。

（2）临床表现：①早期胎传梅毒，一般<2岁发病，类似获得性二期梅毒，发育不良，皮损常为红斑、丘疹、扁平湿疣、水疱一大疱；梅毒性鼻炎及喉炎；骨髓炎、骨软骨炎及骨膜炎；可有全身淋巴结肿大、肝脾大、贫血等。②晚期胎传梅毒：一般>2岁发病，类似于获得性三期梅毒，出现炎症性损害（间质性角膜炎、神经性耳聋、鼻或腭树胶肿、克勒顿关节、胫骨骨膜炎等）或标记性损害（前额圆凸、马鞍鼻、佩刀胫、锁胸关节骨质肥厚、赫秦生齿、口腔周围皮肤放射状皲裂等）。③隐性胎传梅毒：即胎传梅毒未经治疗，无临床症状，梅毒血清学试验阳性，脑脊液检查正常，年龄<2岁者为早期隐性胎传梅毒，>2岁者为晚期隐性胎传梅毒。

（3）实验室检查：①显微镜检查，采用暗视野显微镜或镀银染色显微镜检查法，取早期胎传梅毒患儿的皮肤黏膜损害或胎盘标本，可查见梅毒螺旋体；②非梅毒螺旋体血清学试验阳性，其抗体滴度≥母亲2个稀释度（4倍），或随访3个月滴度呈上升趋势有确诊意义；③梅毒螺旋体血清学试验阳性，其IgM抗体检测阳性有确诊意义，阴性不能排除胎传梅毒。

（4）诊断分类

1）疑似病例：所有未经有效治疗的患梅毒母亲所生的婴儿，或所发生的死胎、死产、流产病例，证据尚不足以确诊为胎传梅毒者。

2）确诊病例：符合下列任何一项实验室检查和随访结果。①暗视野显微镜检查，或镀银染色在早期先天梅毒皮肤/黏膜损害及组织标本中查到梅毒螺旋体，或梅毒螺旋体核酸检测阳性；②婴儿血清梅毒螺旋体IgM抗体检测阳性；③婴儿出生时非梅毒螺旋体血清学试验滴度≥母亲滴度的4倍，且梅毒螺旋体血清学试验阳性；④婴儿出生时非梅毒螺旋体血清学试验阴性或滴度虽未达到母亲滴度的4倍，但在其后随访中发现由阴转阳，或滴度上升有临床症状，且梅毒螺旋体血清学试验阳性；⑤患梅毒母亲所生婴儿随访至18个月时梅毒螺旋体抗原血清学试验仍持续阳性。

二、鉴别诊断

（一）软下疳

软下疳由杜克雷嗜血杆菌感染引起，梅毒由梅毒螺旋体引起。软下疳特点是多发、疼痛性、潜蚀性溃疡。早期梅毒的溃疡为单发、无痛性溃疡，疮面较清洁，4 ~ 6 周可自愈。软下疳实验室检查可见革兰阴性杆菌，培养显示多形性特征，菌无芽孢，无运动。梅毒溃疡血清学检测梅毒螺旋体血凝试验（TPHA）和 RPR 常为阳性。

（二）生殖器疱疹

生殖器疱疹是由 HSV-2 感染引起，梅毒则不是。临床表现生殖器疱疹表现为疼痛性丘疹、水疱、脓疱、糜烂或浅溃疡，病程 2 ~ 3 周。早期梅毒的溃疡为单发、无痛性溃疡，疮面清洁，病程为 4 ~ 6 周。实验室检查生殖器疱疹从疱底或溃疡面刮取少量组织做涂片，可见多核巨细胞内嗜酸性包涵体。梅毒溃疡血清学检测 TPHA 和 RPR 常为阳性。

（三）结核性溃疡

结核性溃疡为结核杆菌感染。结核性溃疡好发于皮肤开口处，如口腔、肛门或外阴部，溃疡有疼痛感，触之易出血，不能自愈。早期梅毒的溃疡多发生于生殖器部位，为单发、无痛性溃疡，持续 4 ~ 6 周可自愈。结核性溃疡分泌物中易检出结核杆菌，细菌培养和 PCR 检测结核杆菌 DNA。梅毒溃疡血清学检测 TPHA 和 RPR 常为阳性。结核性溃疡在真皮深层或皮下组织可有结核样浸润，有明显的干酪样坏死，可查到结核杆菌。梅毒的病理为血管内膜炎，可见内膜血管肿胀和增生，血管周围有大量淋巴细胞及浆细胞浸润。

（四）念珠菌引起的龟头炎或女阴炎

本病为念珠菌感染引起，梅毒由梅毒螺旋体感染引起。念珠菌性溃疡有疼痛感，有时可见白色片状薄膜，一般不可自愈。而早期梅毒的溃疡无疼痛感，可自愈。念珠菌引起的龟头炎或女阴炎镜下可找到菌丝或孢子。而梅毒患者血清学检测 TPHA 及 RPR 为阳性。

（五）性病性淋巴肉芽肿

性病性淋巴肉芽肿的病原体是沙眼衣原体。梅毒由梅毒螺旋体感染引起。性病性淋巴肉芽肿主要表现为痛性横痃，为腹股沟淋巴结疼痛性肿大。梅毒的溃疡为单发、无疼痛感。梅毒也有淋巴结肿大，但一般不化脓、不破溃。性病性淋巴肉芽肿需进行血清补体结合试验，抗体高于 1：64。梅毒无需进行该检测。

三、核心病机

梅毒属中医"杨梅疮""杨梅结毒""花柳病"等范畴。感染梅毒疫疠之气，内伤脾肺、肝肾，化火生热、挟湿挟痰，外攻肌肤、孔窍，内溃脏腑骨髓。气化传染指非性交传染，因接触被污染的衣物、用具或与梅毒患者接吻、握手、同寝等，致使梅毒疫疬之气侵入人体，脾、肺两经受毒，流注阴器，发为疳疮，泛于肌肤，发为梅毒疹。精化传染指不洁性交传染，由于不洁性交，致使梅毒疫疬之气由阴器直接感受，毒邪直入肝肾，深入骨髓，侵入关窍，外发于阴器，内伤于脏腑。

四、辨证论治

梅毒的治疗，由于驱梅方案的成熟，抗生素特别是青霉素类药物疗效确切，是首选，故临床主张按方案治疗。中医药治疗梅毒一般仅作为驱梅治疗中的辅助疗法。

（一）内治

（1）肝经湿热证：多见于一期梅毒。外生殖器疳疮质硬而润，或伴有横痃，杨梅疮多在下肢、腹部、阴部；兼见口苦口干，小便黄赤，大便秘结；舌质红，苔黄腻，脉弦滑。

治法：清热利湿，解毒驱梅。

参考方药：龙胆泻肝汤酌加土茯苓、虎杖。常用药物：龙胆草、栀子、黄芩、柴胡、生地、车前子、泽泻、土茯苓、虎杖。

（2）血热蕴毒证：多见于二期梅毒。周身起杨梅疮，色如玫瑰，不痛不痒，或见丘疹、脓疱、鳞屑；兼见口干咽燥，口舌生疮，大便秘结；舌质红绛，苔薄黄或少苔，脉细滑或细数。

治法：凉血解毒，泻热散瘀。

参考方药：清营汤加减。常用药物：水牛角、生地黄、金银花、连翘、玄参、黄连、竹叶、丹参、麦冬、桃仁、赤芍、红花。

（3）毒结筋骨证：见于杨梅结毒。患病日久，在四肢、头面、鼻咽部出现树胶肿，伴关节、骨骼作痛，行走不便，肌肉消瘦，疼痛夜甚；舌质暗，苔薄白或灰或黄，脉沉细涩。

治法：活血解毒，通络止痛。

参考方药：五虎汤加减。常用药物：五灵脂、木鳖子、穿山甲、白芷、大黄、全蝎、僵蚕、蜈蚣。

（4）肝肾亏损证：见于三期梅毒脊髓痨者。患病可达数十年之久，逐渐两足瘫痪或萎弱不行，肌肤麻木或虫行作痒，筋骨窜痛；腰膝酸软，小便困难；舌质淡，苔薄白，脉沉细弱。

治法：滋补肝肾，填髓熄风。

参考方药：地黄饮子加减。常用药物：熟地黄、巴戟天、山茱萸、石斛、肉苁蓉、炮附子、五味子、肉桂、茯苓、麦门冬、石菖蒲、远志。

（5）心肾亏虚证：见于心血管梅毒患者。症见心慌气短，神疲乏力，下肢浮肿，唇甲青紫，腰膝酸软，动则气喘；舌质淡有齿痕，苔薄白而润，脉沉弱或结代。

治法：养心补肾，祛瘀通阳。

参考方药：苓桂术甘汤加减。常用药物：茯苓、桂枝、生白术、炙甘草、磁石、酸枣仁。

（二）外治

（1）疳疮：可选用鹅黄散或珍珠散敷于患处，每日3次。

（2）横痃、杨梅结毒：未溃时选用冲和膏，醋、酒各半调成糊状外敷；溃破时，先用五五丹掺在疮面上，外盖玉红膏，每日1次；待其腐脓除尽，再用生肌散掺在疮面上，外盖玉红膏，每日1次。

（3）杨梅疮：可用土茯苓、蛇床子、川椒、蒲公英、莱菔子、白鲜皮煎汤外洗，每日1次。

五、预防

减少与高度可能被感染者进行性交，以减少对疾病的接触；应用阴茎套或其他预防性隔膜，以预防感染；贯彻发现患者及治愈患者的方案，提供有效的诊断及治疗设备并促进寻求健康的行为；对无症状的感染者，进行早期治疗，以减少感染的并发症。做到以上几点以减少疾病在社会上的传播。

消除儿童因母婴传播途径感染梅毒，孕妇首先应在孕期尽早进行梅毒检测，并及时进行诊断。检测结果为阴性的孕妇，孕期仍应注意避免可能感染疾病的危险行为。如果孕产妇确诊感染应由首诊的医疗卫生机构负责将其纳入高危管理，为其提供规范的高效抗梅毒治疗、高质量的保健、住院分娩、安全助产和产后随访服务，必要时提供转介服务。为感染孕产妇所生的婴幼儿提供适宜的预防治疗、干预服务，实施科学喂养，并定期进行随访和感染状况监测。孕期尽早明确孕产妇感染状态，感染孕产妇及所生的婴幼儿接受规范、全程的预防母婴传播综合干预服务。